Willkommen zum Pussy-Yoga-Kalender!

Jeden Tag erwartet dich eine Inspiration oder eine Übung – für zu Hause, im Büro oder unterwegs. Wir haben auf ein Datum verzichtet, sodass du jederzeit vorn starten kannst.

Pussy Yoga macht unheimlich viel Spaß, aber die feinen Übungen erfordern etwas Geduld, deswegen eignen sich Tage mit Inspirationen perfekt, um die vorhergehenden Beckenbodenübungen zu wiederholen.

Ausgewählte Übungen findest du als Audiodatei im Bonusmaterial auf coco-berlin.com/de/pussyyoga.

Teile deine Lieblingsseiten mit #pussyyoga, so bleiben wir vernetzt!

Ich wünsche dir ganz viel Spaß!

Deine Coco

Was ist der Beckenboden eigentlich?

Als wir uns vor vier bis sechs Millionen Jahren aufgerichtet haben, ist aus der hinteren Bauchwand der Vierfüßler unser Beckenboden entstanden. Der Beckenboden ist der untere Abschluss unseres Bauchraums, in dem sich unsere Verdauungs- und Geschlechtsorgane befinden. Er ist ein Verbund von Muskeln und Gewebe, der unsere Organe buchstäblich davon abhält, unten aus unserer Beckenöffnung zu fallen. Während der Schwangerschaft trägt der Beckenboden zudem noch das Gewicht des Kindes. Die Muskulatur des Beckens ist quergestreift, das heißt, wir können sie, im Gegensatz zur längsgestreiften Muskulatur, bewusst steuern, trainieren und entspannen – allerdings erst, wenn wir lernen, sie bewusst zu lokalisieren und zu aktivieren.

Fakten to know

COCO BERLIN

365 Tage Sinnlichkeit und Beckenboden-Power

Pussy Yoga

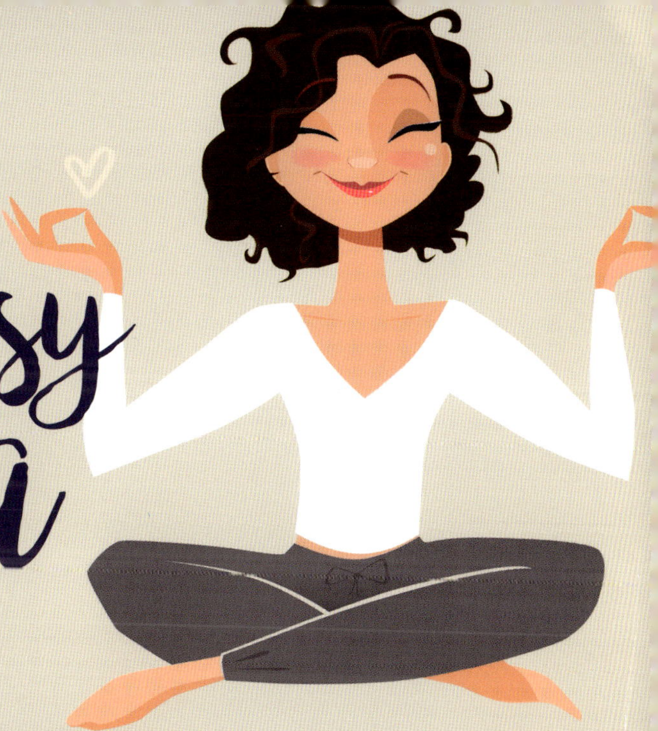

KOMPLETTMEDIA

Mehr zum Thema Pussy Yoga findest du hier:

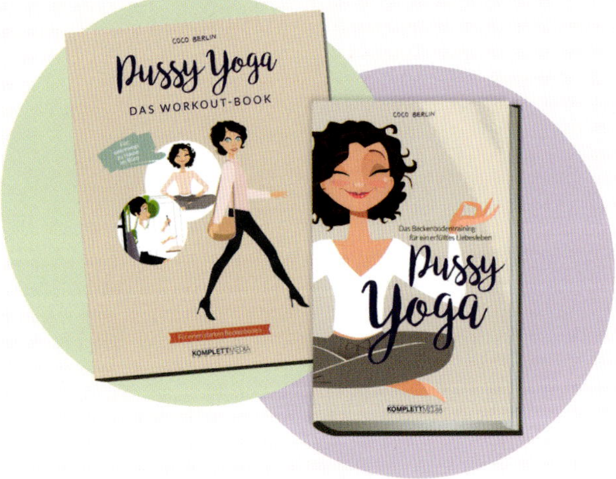

Verlag Komplett-Media GmbH
2021, München
www.komplett-media.de
ISBN: 978-3-8312-0540-0
Konzept: Verena Schörner
Korrektorat: Redaktionsbüro Julia Feldbaum, Augsburg
Graphische Gestaltung: Lydia Kühn, Aix-en-Provence, Frankreich
Bildnachweis: Alle Illustrationen von Heike Kmiotek, www.heike-kmiotek.de

Beckenknochen

Beim Pussy Yoga möchten wir eine dynamische Bewegung des knöchernen Beckens erreichen. Das ist die effektivste Art, unseren Beckenboden zu aktivieren und nachher mit den umliegenden Muskeln zu verknüpfen, sodass er als ihr Zentrum zu seiner vollen Kraft gelangt. Dafür müssen wir das knöcherne Becken erst einmal in unserem Körper verorten. Es wird von den beiden Hüftknochen und dem Kreuzbein (Sacrum) gebildet. Das Kreuzbein ist ein Teil der Wirbelsäule, es ist sozusagen der Ort, an dem sich die Wirbelsäule mit dem Ring des Beckens kreuzt. Unter dem Kreuzbein hängt noch der letzte Teil unserer Wirbelsäule, unser Schwänzchen, das Steißbein (Coccyx).

Fakten to know

Beckenknochen erforschen

Versuche, deine Beckenknochen, die du hier auf der Zeichnung siehst, in deinem Körper mit den Fingern zu erspüren.

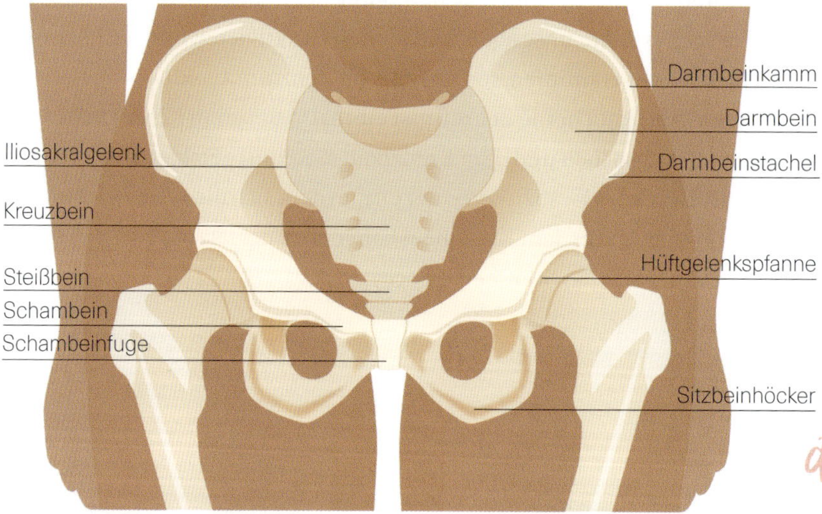

Übung at home

Wie Pussy Yoga funktioniert

Bevor du die einzelnen Muskeln deines Beckenbodens gezielt aktivierst, müssen sie dir erst bewusst werden. Weil die meisten von uns so entfremdet von ihrem Beckenboden sind, brauchen wir eine große Portion mentaler Kraft, um die Verbindung von unserem Beckenboden zu unserem Nervensystem zu stärken. Von Mal zu Mal wird deine Selbstwahrnehmung jedoch feiner und differenzierter. Dazu bedienen wir uns des Prinzips der Ideokinese und stellen uns die Bewegungen, die wir machen möchten, oder die Muskeln, die wir aktivieren möchten, erst einmal nur vor.

Das ist der beste Weg, um den Beckenboden wirklich zu begreifen, sinnlich zu empfinden und bewusst anzusteuern.

Fakten to know

Beckenknochen wahrnehmen

Stelle dir heute deine Beckenknochen (wie hier auf dem Bild) im Alltag in deinem Körper vor.

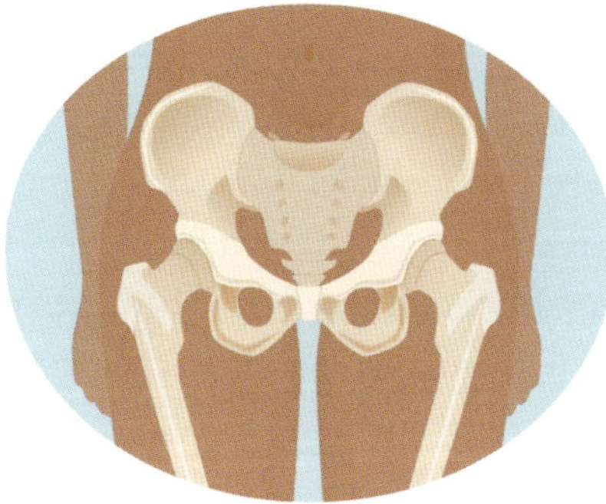

Wo kannst du deine Beckenknochen spüren? Wandere im Geiste deine Beckenknochen entlang, und stelle dir auch das Becken als Ganzes vor.

Dein Becken als Ganzes zu spüren macht dich präsent und unwiderstehlich, probiere es mit deinem Partner oder beim Flirten.

Übung to go

Der Begriff Pussy

Feministische Autorinnen wie Eve Ensler, Naomi Wolf und Regena Thomashauer betrachten die Verunglimpfung der weiblichen Geschlechtsteile in Gesellschaften mit patriarchaler Tradition als Werkzeug zur Entmachtung der Frau. Ich sehe in meiner Arbeit mit Frauen immer noch unheimlich viel Scham um die eigene Sexualität und unser weibliches Geschlechtsorgan.

In anderen Kulturkreisen gibt es schöne und passende Namen wie etwa das Wort Yoni aus dem Sanskrit, das »Quelle, Ursprung, Ruheplatz, Nest« bedeutet. Aber anstatt ein Wort aus einer anderen Kultur zu wählen oder gar ein neues zu erfinden, habe ich beschlossen, Pussy zu benutzen und den Begriff salonfähig zu machen.

Fakten to know

Feeling Pussy

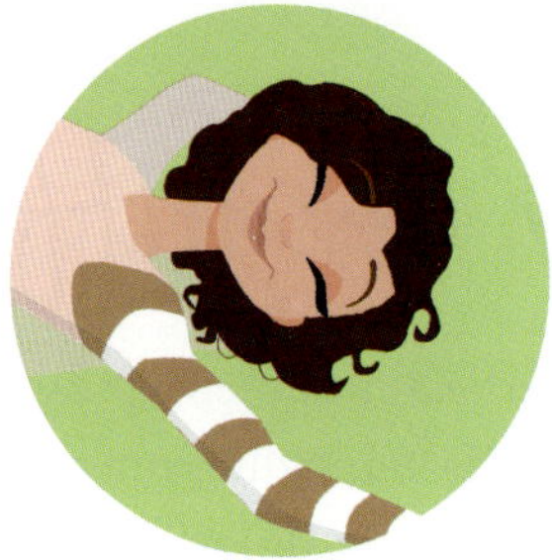

Wie fühlt sich deine Pussy heute?

Stelle eine Verbindung zu ihr her.

Ist sie entspannt, saftig und vergnügt?

Oder traurig und taub? Vielleicht auch gereizt und verkniffen?

Nimm dir 5 Minuten Zeit, um ganz entspannt zu lauschen.

Und ihr wie einer Katze genau das zu geben, was sie braucht.

Spüre den ganzen Tag immer wieder genau hin, wie sich deine Pussy anfühlt.

Übung to go

Ein neues Körperbewusstsein

Pussy Yoga wird durch sinnliche Wahrnehmung deinen Körper und Geist verbinden. Ohne diese Verbindung ist es unmöglich, den Beckenboden in seiner Gänze überhaupt zu finden. Die meisten Frauen haben in ihrem Becken einen blinden Fleck – und was wir nicht in unserem Körper empfinden können, können wir unmöglich trainieren.

Die sinnliche Komponente unserer Übungen ist sexy und hilft deinem Nervensystem, neue Verbindungen zu testen und zu knüpfen. Sie kann dich so von alten, einschränkenden Gewohnheiten in der Art, wie du dich bewegst, verhältst, wie du denkst und fühlst, befreien, ganz ohne alles analysieren zu müssen – rein über die Weisheit deines Körpers. Du wirst dich in Zukunft also nicht nur im Bett besser vergnügen, sondern auch insgesamt geschmeidiger, freier und kreativer werden in der Art, wie du dein Leben lebst. Das Befreien von alten Mustern und Hemmungen ist übrigens auch für ein erfülltes, unbefangenes Liebesleben unerlässlich.

Fakten to know

Erste Schicht

Die erste Schicht des Beckenbodens befindet sich zwischen dem Schambein und dem Steißbein.

Sie schlingt sich wie ein Unendlichkeitssymbol um die Öffnungen von Harnröhre, Vagina und Anus. Am Damm laufen die Muskeln über Kreuz.

Diese Schicht ist den meisten Frauen gut bekannt. Sie ist häufig recht gut trainiert, aber oft auch verspannt.

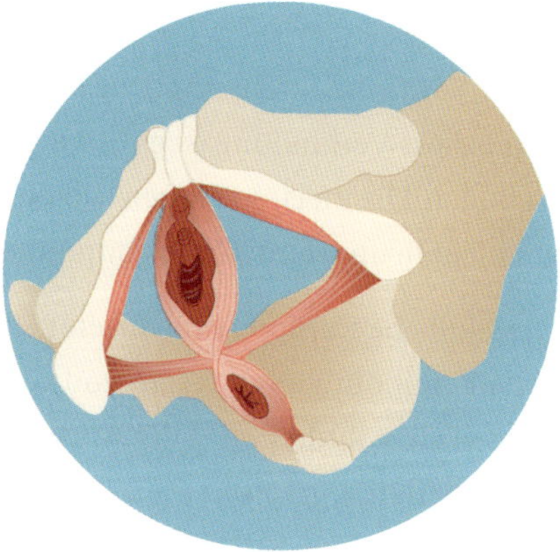

Fakten to know

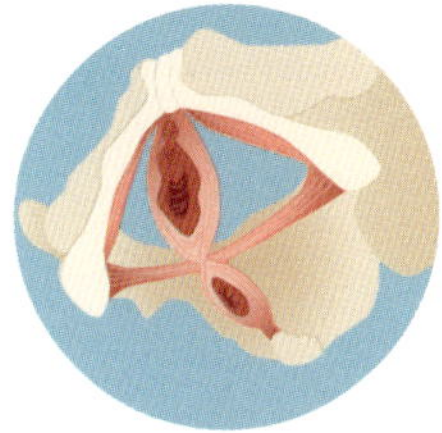

Erste Schicht finden

- Lege einen Finger auf dein Steißbein und einen auf dein Schambein. Dazwischen befindet sich die erste Schicht deines Beckenbodens.
- Nun lege einen Finger auf deinen Damm, das ist die Stelle zwischen der Vagina und dem Anus, hier kreuzen sich die Fasern.
- Stelle dir vor, dass du am Eingang deiner Harnröhre, deiner Vagina und deines Anus Augen hast, die du auf- und zumachen kannst. Zwinkere nun nach und nach mit jedem Auge ganz spielerisch, und beobachte, wie fein du diese Kontraktionen abstimmen kannst.

Übung at home

Wie du liebst, so lebst du.

Je mehr du liebst, desto tiefer sind deine Beziehungen, desto schöner ist dein Leben.

#pussyyoga

Wie du übst

Dadurch, dass du beim Pussy Yoga gezielt alle Spannungen im Becken loslässt und mit deinem Geist dem beschriebenen Übungsfluss folgst, wird nach und nach dein Nervensystem die Verbindung zwischen Muskeln und Bewusstsein schaffen. Du versetzt dich selbst in die Lage, mit dir bisher unbekannten Muskeln genau das zu tun, was du möchtest.

Denn wie Moshé Feldenkrais sagt:
»Nur wenn du weißt, was du tust, kannst du tun, was du willst.«

Weniger ist bei unserem Ansatz mehr. Denn übereifriges falsches Training kann zu Problemen führen, zudem ist Entspannung etwas, das uns allen fehlt.

Fakten to know

Erste Schicht aktivieren

- Kneife der Reihe nach von vorn nach hinten alle Schließmuskeln ganz fest zu, und fühle, wie sich die Muskeln immer stärker zusammenziehen.

- Halte die Spannung, solange es angenehm ist. Vergiss dabei nicht, gleichmäßig weiterzuatmen! Vielleicht kannst du spüren, wie sich Scham- und Steißbein einander annähern. Lasse den ganzen Muskel dann langsam komplett los, und beobachte, wie lange es dauert, bis er völlig entspannt ist.

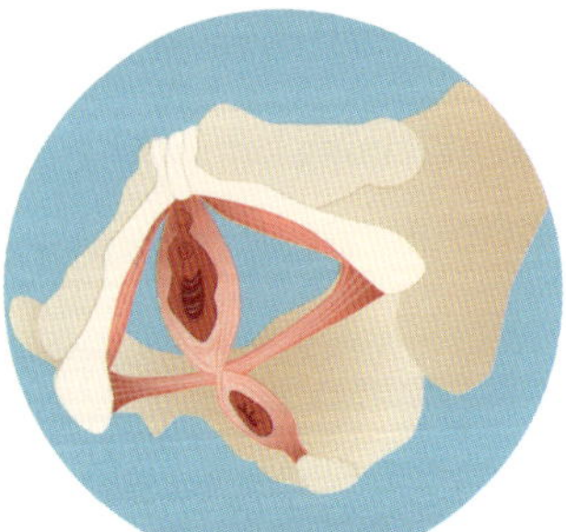

- Mache die Übung auch von der anderen Seite her. Und entspanne wieder. Lasse dazu in deiner Vorstellung alles, was du fühlen kannst, nach unten in Richtung Erden sinken.

Übung at work

Wunderwerk Beckenboden

Nur wenn wir unseren Beckenboden in seiner Gesamtheit kennenlernen und dynamisch aktivieren, anstatt ihn mit falschem Training nur weiter zu verkrampfen, können wir seine ganze Power für uns nutzen. Du kannst dich also auf überraschende Erfolgserlebnisse in jeglicher Hinsicht freuen! Denn der Beckenboden ist ein wahres Wunderwerk: Ein bewusster, entspannter und trainierter Beckenboden wird dir ein intensiveres Lebensgefühl geben, dich komplett aufrichten und erden. Studien haben belegt, dass Menschen mit einem fitten Beckenboden körperlich, geistig und emotional weitaus gesünder und vitaler sind und besser mit den Anforderungen des Lebens umgehen können als Menschen mit einem untrainierten Beckenboden.

Fakten to know

Erste Schicht entspannen

Vielleicht merkst du, dass es dir nicht leicht fällt, die erste Beckenbodenschicht komplett zu entspannen. Eventuell wirst du auch im Alltag merken, wie du unbewusst deine erste Schicht anspannst, wenn du gestresst bist oder dich unwohl fühlst. Wenn dir das auffällt, kannst du dich mit der folgenden Übung ganz gezielt selbst entspannen und Stress abbauen.

- Lasse die erste Schicht ganz bewusst los. Stelle dir vor, wie sie zur Erde sinkt. Bei der Einatmung fühlst du in die Schicht hinein, bei der Ausatmung lässt du noch mehr los.

Wenn diese Übung bei dir noch nicht zu einer Entspannung führt, stelle dir vor, dass sich die Muskeln deiner ersten Schicht beim Einatmen wie bunte Schwimmreifen füllen und beim Ausatmen schlaff in sich zusammensinken.

Mache diese Übung für ein paar Minuten, und nimm sie in deinen Alltag mit.

Übung to go

Pussy Yoga mental

Durch den mentalen Aspekt von Pussy Yoga trainieren wir gleichzeitig die linke und die rechte Gehirnhälfte. Die Bewusstmachung der körperlichen Abläufe fördert die neuronalen Verknüpfungen zwischen den evolutionsgeschichtlich alten Teilen unseres Gehirns, die für unbewusste körperliche Abläufe, Instinkte und Emotionen Verantwortung tragen, und dem jüngeren Teil, dem Neokortex, der für bewusstes Handeln und Denken zuständig ist. Dadurch werden wir präsenter im Hier und Jetzt, und die Übungen entfalten eine ähnliche Wirkung auf uns wie eine tiefe Meditation.

Fakten to know

Bereits das Verstehen meines Körpers macht mich zu einer besseren Tänzerin. Die Verbindung zwischen Geist und Körper befreit meinen Bewegungsfluss. Alles, was meinen Körper stark und geschmeidig macht, befreit auch meine Psyche, gleichzeitig ist meine Tanztechnik am besten, wenn ich mich emotional frei und lebendig fühle.

#pussyyoga

Zweite Schicht

Diese Muskelplatte spannt sich wie ein straffes Tuch vorn im Dreieck zwischen den beiden Sitzbeinen und dem Schambein auf.

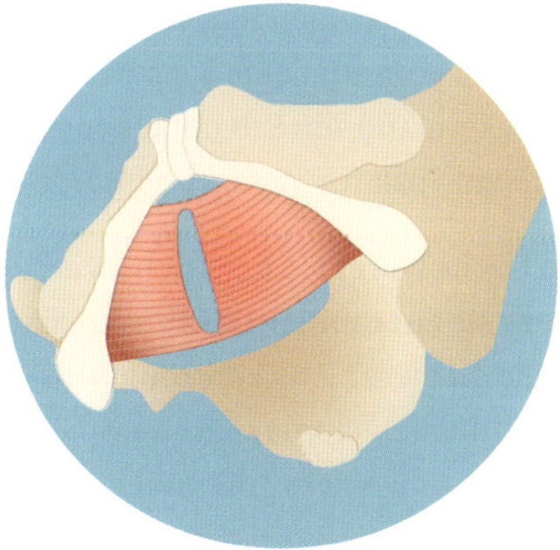

Fakten to know

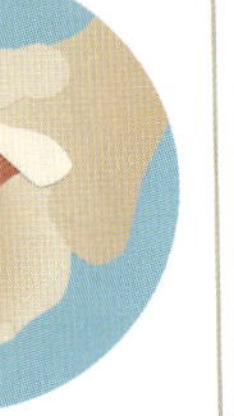

Zweite Schicht aktivieren

- Lege die Finger deiner beiden Hände jeweils auf einen Sitzbeinhöcker. Folge diesen beiden Knochen mit deinen Fingern nach vorn zwischen deinen Beinen hindurch, bis sie ganz vorn auf deine Schambeine treffen. Genau zwischen den Sitzbeinhöckern und den Schambeinen liegt die zweite Schicht. In der Mitte befindet sich ein Spalt für Vagina und Harnröhre.

- Stelle dir vor, dass diese Fläche wie ein festes Tuch zwischen deinen Knochen aufgespannt ist, und ziehe sie zusammen. Es kann durchaus einige Zeit dauern, bis du etwas merkst. Stelle dir diesen Zug kontinuierlich vor, während du ganz ruhig weiteratmest. Wenn du merkst, wie sich eine Spannung in deinem Beckenboden aufbaut, bist du auf einem guten Weg. Entspanne!

Übung at home

Körper und Geist

Wie sehr Körper, Geist und Seele verbunden sind, war in der westlichen Psychologie und Medizin lange umstritten. Wo die Philosophen und Weisen des Altertums eine klare Wechselwirkung und Einheit sahen, hat das christliche Abendland eine Spaltung kreiert. Da gab es einerseits den edlen Geist mit seinen Idealen und der Moral und andererseits den sündigen Körper mit seinen Trieben. Der Geist wurde dem Körper und den Gefühlen übergeordnet, und so sehen es bis heute noch viele Menschen. Diese intellektuelle Entfremdung von unserem Körper, unserem lebenden, fühlenden Organismus und seinen Potenzialen, wird heute zunehmend als Hauptursache von Stress und den damit einhergehenden Zivilisationskrankheiten erkannt.

Fakten to know

Frei tanzen (1)

Suche dir heute Musik, die dich zum Tanzen bringt, und tanze ganz sexy, frei und verrückt oder verletzlich nur für dich. Mit Spiegel, ohne Spiegel, angezogen oder nackt. Lasse deinen Körper tanzen, und genieße das Abenteuer. Das Wort Tanz ist weit dehnbar, es ist deine Zeit, dich in all deinen Facetten auszudrücken.

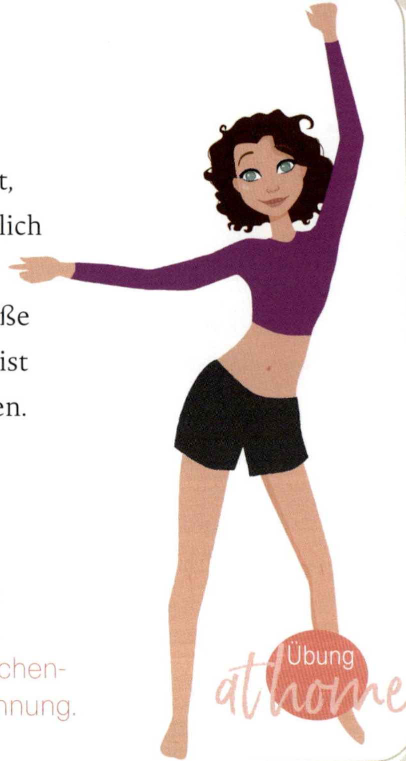

Tipp Tanze einen Song nach deiner Pussy-Yoga-Session oder jedem beliebigen Workout. Tanze jeden Morgen einen Song. Mache immer wieder eine Tanzpause zwischendurch im Alltag, und tanze durch deine Wohnung.

Übung at home

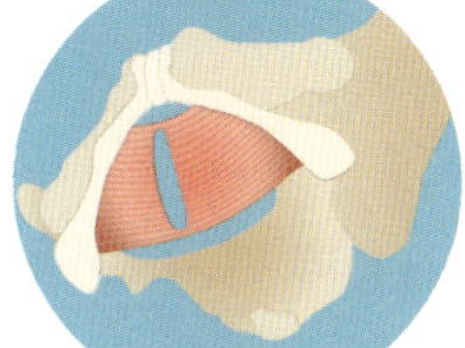

Zweite Schicht entspannen

- Stelle dir die zweite Beckenbodenschicht in deinem Körper vor, und lasse sie ganz bewusst los, indem du in sie hineinatmest und sie beim Ausatmen tief fallen lässt.
- Nimm nun einen imaginären Wasserschlauch, und lasse das Wasser wärmend und reinigend durch diese Schicht laufen. Fühle, wie das Wasser deine zweite Beckenbodenschicht durchfeuchtet, aufweicht, durchspült und erfrischt. Stelle dir vor, dass du mit der Anspannung auch alten Ballast abwirfst.
- Fühle, wie sich auch der Rest deines Körpers tief entspannt. Wenn du willst, kannst du den Wasserschlauch jetzt für deinen gesamten Körper benutzen und dich ganz damit abduschen und erfrischen.

Übung at work

Innere Haltung

Unser Befinden drückt sich sofort in der Körperhaltung aus. Menschen, die zufrieden mit sich sind, richten ihre Wirbelsäule messbar auf. Doch auch das Gegenteil passiert: Wenn wir unsere Haltung aufrichten, sei es langfristig durch die Beckenbodenaktivierung oder auch nur temporär durch eine bewusste Haltungsänderung, fühlen wir uns deutlich mutiger, sind eloquenter, kreativer und willensstärker. Studien zufolge werden wir auch von anderen so eingeschätzt und bevorzugt behandelt. Dieses Zusammenspiel von Körper und Geist entwickelt sich bestenfalls zu einer Spirale sich selbst verstärkender positiver Effekte. Alle Pussy-Yoga-Übungen helfen dir, dein Becken optimal auszurichten und von dort aus eine aufrechte Haltung des gesamten Körpers zu erreichen.

Fakten to know

Was ist sexy?

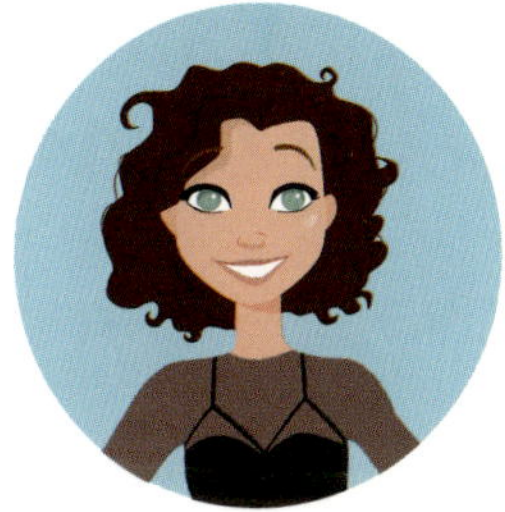

Wann fühlst du dich sexy oder angeturnt?
Beobachte heute, ob und wann du dich selbst oder jemand anderen erotisch findest.

Mach dir dazu Notizen, und beantworte am Abend folgende Fragen:

Was fand ich sexy? Warum?
Wie hat es sich in meinem Körper angefühlt?
Wie lange hat das Gefühl angehalten?
Was habe ich darüber gedacht?

Übung to go

Geduld macht die Meisterin

Sei gnädig mit dir selbst. Es bringt dir nichts, übereifrig irgendwelche Muskeln anzuspannen. Du sollst und darfst dich selbst ganz bewusst kennenlernen. Nur so kannst du deinen Beckenboden zu dem leistungsfähigen Grundstein deines Körpers machen, der er sein kann und für ein erfülltes Leben und Liebesleben sein muss. Das Tolle an unserem Ansatz ist, dass du die Vorteile des Trainings bereits genießen kannst, ohne dass du etwas von deinem Beckenboden spürst und oder sich etwas in deinem Beckenboden bewegt.

Du wirst bereits nach 30 Minuten der Beschäftigung mit den Übungen erste Veränderungen wahrnehmen können. Denn auch wenn wir das Gefühl haben, uns nicht zu bewegen, reagieren unsere Muskeln bei einer vorgestellten Bewegung auf unmerkliche Weise.

Fakten to know

Lebensgenuss ist Übungssache!

#pussyyoga

Was ist Embodiment?

Auf Deutsch übersetzt heißt es »Verkörperung«. Was heißt es, dich selbst zu verkörpern? Was heißt es, in deinem eigenen Körper zu leben? Wo bist du gerade? Wo ist dein Geist, wo sind deine Gefühle? Was kannst du von deinem Körper jetzt im Augenblick wahrnehmen? Hast du das Gefühl, in deinem Körper zu leben und ihn von innen heraus zu kennen? Oder bist du mehr in deinem Kopf? Vor dir? Hinter dir? Wer bist du überhaupt? Wo entstehen dein Denken und dein Fühlen? Was ist dein Geist? Dein Bewusstsein? Gibt es eine Seele? Was ist dein Bauchgefühl? Deine Intuition?

Begib dich auf eine Reise zu dir selbst.

Fakten to know

Körperpflegerituale

Deine Zeit für dich (1)

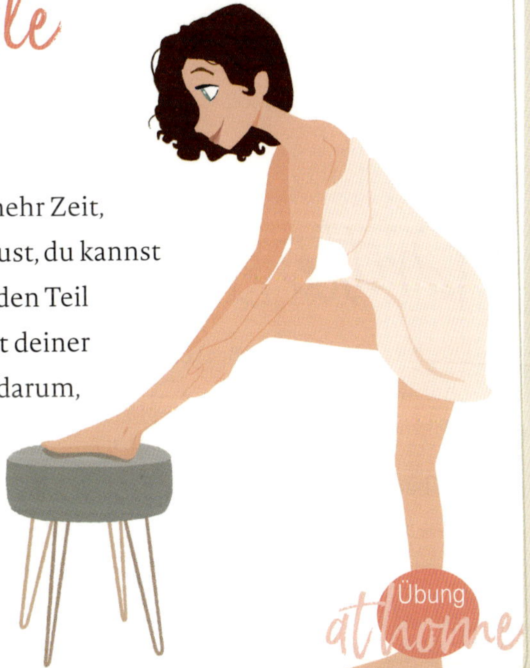

Ein sinnliches Pflegeritual kostet nicht mehr Zeit, denn es ist etwas, das du sowieso schon tust, du kannst es also auch genießen und nutzen, um jeden Teil deines Körpers zu erwecken und dich mit deiner Sinnlichkeit zu verbinden. Es geht nicht darum, was du tust, sondern **wie** du es tust.

Wie möchtest du behandelt werden, wenn du in einen luxuriösen Spa gehst? Behandle dich selbst so. Jeden Tag.

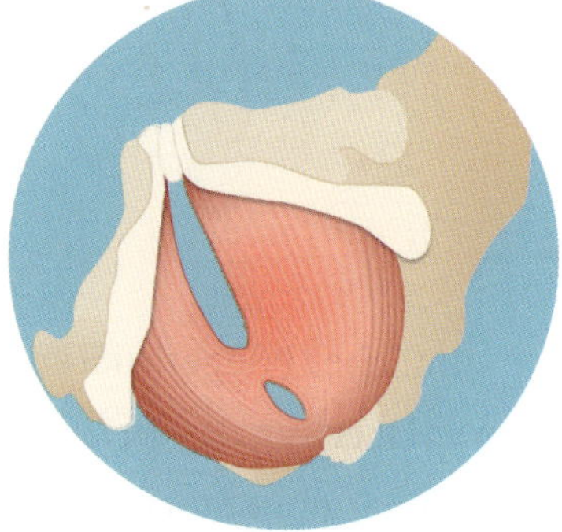

Dritte Schicht

Die dritte Schicht des Beckenbodens, der »Levator ani«, setzt sich aus verschiedenen Anteilen wie eine gefächerte, trichterförmige Schale zusammen.

Dieser Muskelverbund spannt sich zwischen deinem Steißbein, dem Schambein und den beiden Sitzbeinhöckern auf. Diese Schicht ist die wichtigste, gleichzeitig ist sie nicht so einfach zu finden, deswegen widmen wir die meisten Übungen im Pussy Yoga dieser Schicht. Wir werden uns ganz langsam an sie herantasten.

Fakten to know

Wichtig für alle Beckenbodenübungen

Zunächst wollen wir ein paar typische Beckenbodenmissverständnisse aus der Welt räumen.

1. Spanne deine Pobacken an, und dann lasse komplett los.
2. Spanne, wenn du kannst, deine Pussy an, und lasse komplett los.
3. Spanne deine Bauchmuskeln an, und lasse komplett los.
4. Spanne deine Schließmuskeln an, und lasse komplett los.

Alles, was du jetzt angespannt hast,
solltest du beim Pussy Yoga entspannen,
es sei denn, ich bitte dich explizit darum.

Übung at home

Wer bin ich?

Als Säuglinge kommunizieren wir noch ohne Scham unsere Gefühlen mit dem ganzen Körper, indem wir zum Beispiel bei Unwohlsein aus Leibeskräften schreien. Durch Erziehung lernen wir nach und nach, im Zusammensein mit anderen, unsere Bedürfnisse und Gefühle zu unterdrücken. Ohne es selbst zu bemerken, entfernen wir uns so immer mehr von unserem ursprünglichen Selbst und werden uns zunehmend selbst fremd.

Je älter wir werden, ohne uns jemals dieses Prozesses bewusst geworden zu sein, desto mehr entfremden wir uns von unserem Ursprung und desto unwahrscheinlicher wird eine Kehrtwende zu unserem authentischen Selbst. Pussy Yoga wird dir helfen, dich über deinen Körper wieder mit deinem authentischen Selbst zu verbinden.

Fakten to know

Pussy-Kuh (1)

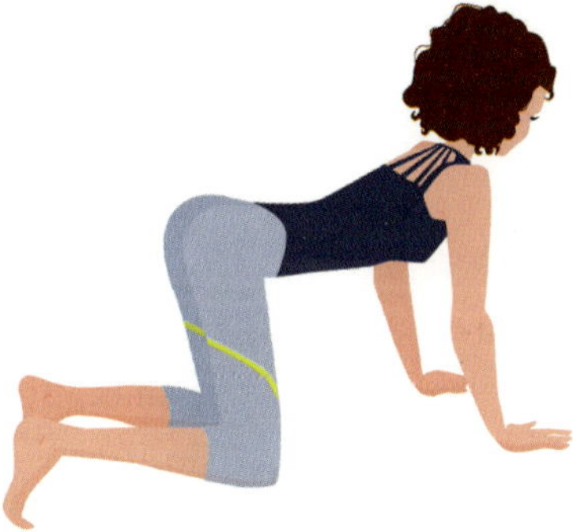

- Nimm den Vierfüßlerstand ein, und lasse deine Wirbelsäule durchhängen wie bei einer alten Kuh. Deine Halswirbelsäule ist dabei eine harmonische Verlängerung deiner restlichen Wirbelsäule.
- Ziehe deinen Bauchnabel nach oben zur Decke, und spanne deinen Rücken zu einem hohen Katzenbuckel an. Lasse den Kopf jetzt locker hängen.
- Wechsle nun fließend zwischen beiden Positionen hin und her, und versuche, alle Wirbel gleichmäßig zu lockern und zu mobilisieren.

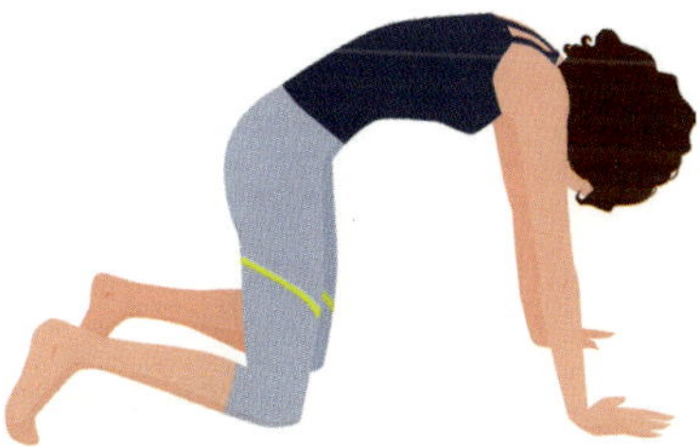

Wie bewegen sich deine Beckenknochen? Versuche, es im Körper zu spüren.

Übung at home

Neuroplasticity

Durch unser Denken bauen wir jeden Tag neue Strukturen in unserem Gehirn. Unser Gehirn ist bis zu unserem Lebensende dazu fähig, neue Verknüpfungen zu machen und sich selbst – und damit uns – zu verändern. Das Phänomen wird Neuroplasticity genannt, und somatische Übungen, wie du sie hier im Pussy Yoga findest, sind wirkungsvolle Arten, es zu beeinflussen.

Das Selbstbild im Gehirn grundlegend neu zu modellieren ist viel einfacher und zudem nachhaltiger, als zu versuchen, Verhaltensweisen mental zu verändern oder immerwährend alte schmerzhafte Erinnerungen zu analysieren.

Fakten to know

Wir sind *human beings* nicht *human doings.*

In unserer Präsenz liegt die Kraft,

nicht in blinder Geschäftigkeit.

#pussyyoga

Pussy-Kuh (2)

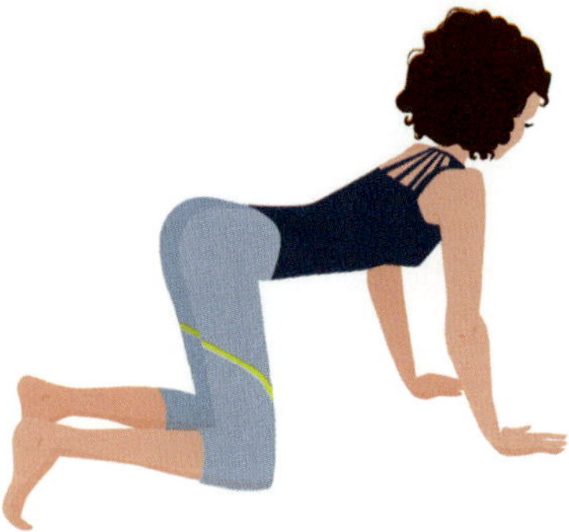

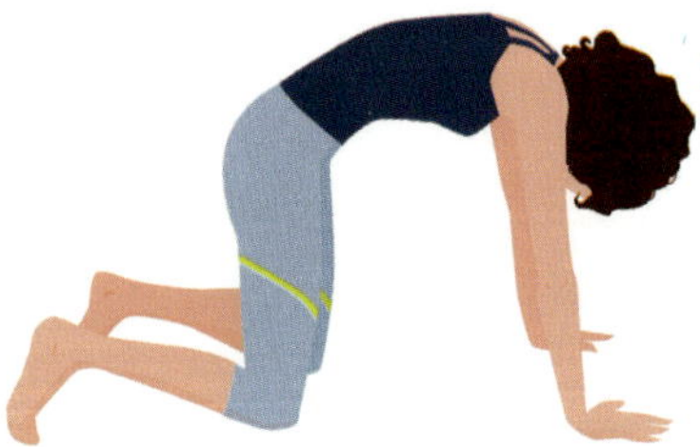

Grundpositionen, siehe Pussy Kuh (1), Seite 35.

Wechsle fließend zwischen beiden Positionen hin und her. Optimalerweise stellst du fest, dass sich bei der »Kuh« deine Sitzbeinhöcker auseinanderziehen, während dein Steißbein und Kreuzbein nach hinten aus dem Körper raus- und vom Schambein wegziehen. So wird dein Becken unten weiter, was deinen Beckenboden richtig aufgedehnt.

Bei der »Katze« kommen die Sitzbeinhöcker zusammen, und das Steißbein und Kreuzbein nähern sich wieder dem Schambein an. So wird dein Becken unten enger, und der Beckenboden zieht sich zusammen. Versuche das bewusst herbeizuführen.

Übung at home

Intuition (1)

Der Psychoanalytiker Eugene T. Gendlin fand heraus, dass es nicht der Therapeut oder die Methode sind, die für den Therapieerfolg verantwortlich sind. Ausschlaggebend ist, ob der Patient eine Verbindung zu seiner Intuition aufnehmen kann. Indem der Patient sich mit diesem oft unklaren, aber sehr intensiven körperlichen Gefühl verbindet, kann er positive Veränderungen in sich selbst erzeugen, sein Leben und seine Probleme besser beurteilen und so Krisen, Traumata oder Störungen überwinden.

Einige von uns benutzen ihre Intuition bereits instinktiv. Nur durch die Entfremdung von unserem Körper und unser Misstrauen ihm gegenüber schneiden wir uns von ihr ab. Das heißt nicht, dass intellektuelle Analysen schlecht sind, aber wenn sie das einzige Werkzeug sind, dessen wir uns bedienen, kommen wir damit an unsere Grenzen.

Im Pussy Yoga möchte ich dich einladen, etwas Neues auszuprobieren.

Fakten to know

Geschmeidige Hüftgelenke

- Hebe ein Bein an, und beginne, es frei aus deiner Hüfte zu bewegen.
- Versuche, es in alle Richtungen aus deiner Hüfte zu bewegen. Der Punkt, um den sich all die Bewegung dreht, ist dein Hüftgelenk. Dein Oberschenkelhalsknochen liegt hier in einer Gelenkpfanne wie in einer Schüssel und kann in alle Richtungen gekreist und gedreht werden. So eine große Mobilität ist ansonsten nur noch im Schultergelenk möglich.

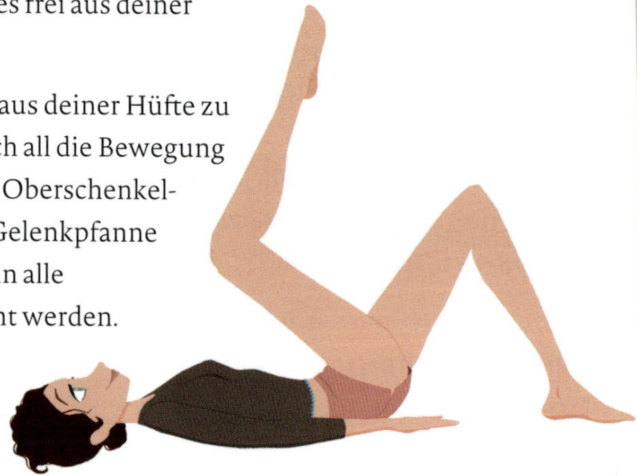

- Setze dein Bein ab, und vergleiche beide Seiten. Fühlst du einen Unterschied zwischen beiden Beinen?
- Wiederhole diese Übung mit dem anderen Bein.

Übung at home

Beckenboden und Pussy

Beim Pussy Yoga trainieren wir den Beckenboden ganzheitlich und dynamisch, um ihn natürlich fit zu halten. Deine Pussy wird so auf eine kraftvolle Art fit, lang, straff, stark und feinfühlig. Zudem bekommen all deine weiblichen Organe und deine Blase ein natürliches Lifting. Alle Übungen helfen deiner Pussy, beim Sex natürlich zu funktionieren, sorgen für eine gute Durchblutung und eine bessere neuronale Verbindung zum Gehirn, was für guten Sex und erfüllende Orgasmen unerlässlich ist.

Wir binden unseren Beckenboden mit Pussy Yoga aktiv in unsere natürlichen Bewegungen ein. Unser ganzer Körper wird von innen heraus aufgerichtet, und unsere Bewegungen werden effektiver.

Fakten to know

Falsches Training des Beckenbodens und der Pussy

Deine Pussy ist kein quergestreifter Muskel, den du bewusst aktivieren kannst. Übungen, bei denen du Gegenstände in deiner Pussy bewegst, trainieren also nur einen Bruchteil des gesamten Beckenbodenkomplexes auf eine einseitige Art. Das Training mit Gewichten als Beckenbodentraining zu bezeichnen kann zum einen dazu führen, dass Frauen, während Sie denken, sich etwas Gutes zu tun, ihren Beckenboden erschlaffen lassen, zum anderen kann ein intensives Training mit Gewichten auch zu Vaginalkrämpfen, Blasenbeschwerden und Schmerzen beim Sex führen. Jedes Training, das ohne dynamische Bewegung und Dehnung des Beckenbodens arbeitet, kann sogar kontraproduktiv oder fatal sein.

Fakten to know

Pussy fallen lassen

Tiefe Entspannung

- Lege dich hin, und lasse deinen Atem einfach fließen. Entspanne ganz bewusst. Fühle in dein Becken hinein, und versuche, deine Pussy von innen zu spüren.
- Lasse sie nun beim Ausatmen immer tiefer in Richtung Erde sinken. Wenn du denkst, du bist schon entspannt, lasse noch mehr los.

Tipp Mache diese Übung beim Sex. Wenn du das Gefühl hast, den Orgasmus erzwingen zu wollen, lasse immer wieder los und den Orgasmus zu dir kommen.

Übung at home

Selbstbewusstsein

Selbstbewusste Frauen sind sexy und haben besseren Sex, was sie wiederum selbstbewusster macht. Doch wie bekommt man mehr Selbstbewusstsein? Für dein persönliches Glücksempfinden ist es gar nicht so entscheidend, wie super du dich findest, sondern wie gut sich deine Selbsteinschätzung mit der Realität deckt. Unser psychisches System sehnt sich nämlich nach Konsistenz, also Konfliktfreiheit zwischen dem, was wir denken und fühlen, und dem, was wir tun und sind. Dabei versucht es, Reibung durch Inkonsistenz zu vermeiden, denn diese sorgt für Konflikte innerhalb unseres Selbst. Und das führt zu Stress, raubt Energie und laugt aus. So wird klar, dass der wahre Weg zur Zufriedenheit Selbsterkenntnis und Selbstakzeptanz sind.

Menschen mit einer hohen Konsistenz empfinden wir übrigens auch als authentisch.

Fakten to know

Entspannende Bauchmassage

- Im Liegen: Streiche mit den Händen über deinen Bauch. Spüre, wie er sich anfühlt. Hast du Verspannungen?
- Massiere deinen Bauch nach Belieben kräftig oder liebevoll, und sende ihm und den darin enthaltenen Organen, die dich am Leben halten, ein inneres Lächeln.

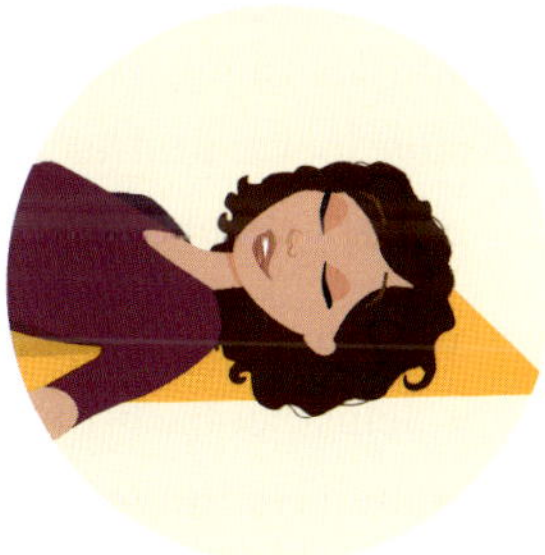

Tipp Mache diese Übung, wann immer du irgendwo liegst und entspannen kannst, auf der Couch oder beim Sonnenbaden.

Übung at home

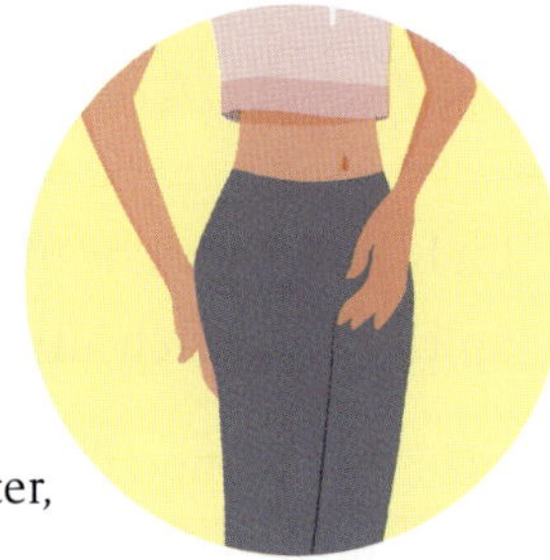

Aufgerichtet

Ein aufgerichtetes Becken macht uns nicht nur selbstbewusster, sondern senkt messbar unseren Stresslevel.

Beobachte heute im Laufe des Tages, wie sich dein Becken verhält. Ist es so aufgerichtet, dass sich deine Wirbelsäule locker und leicht nach oben rekeln kann? Oder hängt es so, dass ein Hohlkreuz oder eine gebeugte Haltung entstehen?

Versuche, dein Becken von innen heraus aufzurichten. Und keine Sorge, wenn es heute noch nicht klappt. Selbstbeobachtung ist der erste Schritt. Kontinuierliches Pussy Yoga wird dir helfen, aus alten Haltungen und Bewegungsmustern auszubrechen. Es wird für eine langfristige Aufrichtung sorgen.

Fakten to know

Bauchmuskeln

Es ist wichtig, dass du deinen Bauch bei allen Übungen bewusst entspannst. Unser Bauch ist oft sehr verspannt, weil wir ihn unbewusst ständig einziehen. Eine Bauchentspannung kann deswegen auf allen Ebenen Wunder bewirken.

- Spüre die Atmung im Bauch, und lasse ihn dabei immer mehr los.
- Spüre, wie du immer weicher und sanfter wirst. Vielleicht kommen auch ein paar schöne oder auch unangenehme Emotionen auf. Lasse alles zu, und beobachte, ohne zu analysieren.

Wenn sich durch das Beckenbodentraining dein Becken aufrichtet, wird sich dein Bauch übrigens automatisch straffen.

Übung to go

Beckenboden und Atmung

Dein Beckenboden bildet den unteren Teil deiner Bauch- und Beckenhöhle, die all deine Fortpflanzungs- und Verdauungsorgane enthält. Oben wird die Höhle von deinem Zwerchfell gebildet, das sich wie eine Art Fallschirm aufspannt. An den Seiten wird sie von den vorderen und queren Bauchmuskeln und von Rückenmuskeln gebildet. Über dem Zwerchfell befinden sich deine Lunge und dein Herz.

Wenn du einatmest, dehnt sich dein Brustkorb auf, und dein Zwerchfell zieht nach unten. Es schiebt auch die Organe des Bauchraums nach unten, sodass sich diese verlagern und deine Bauchdecke anheben. Gleichzeitig drücken sie auch gegen den Beckenboden und dehnen diesen nach unten. Beim Ausatmen leert sich deine Lunge, indem das Zwerchfell nach oben aufspannt, so können auch deine Organe wieder zurück nach oben. Der Bauch wird flacher, und der Beckenboden entspannt sich zurück in seine Ursprungsform.

Stelle dir diese Anatomie ganz bewusst in deinem Körper vor, und beobachte sie beim Atmen.

Fakten to know

Tiefengewebemassage des Beckens (1)

- Besorge dir zwei Tennis- oder ähnliche Bälle. Lege dich auf eine Matte oder einen Teppich, und platziere die beiden Bälle ganz dicht nebeneinander, jeweils rechts und links von deiner Wirbelsäule unter deinem Becken.
- Bleibe so 1 bis 5 Minuten lang liegen, atme tief, und lasse deinen Körper über den Bällen schmelzen. Stell dir vor, wie er langsam zur Erde sinkt.
- Lege die Bälle weg, und spüre nach. Rolle über die Seite hoch, und beobachte, wie du dich fühlst.

Tipp Durch die tiefe Muskel- und Bindegewebe-Penetration ist die Übung herrlich entspannend zum Einschlafen.

Übung at home

Gegenspieler in Balance

Unser autonomes Nervensystem kann man in zwei Gegenspieler unterteilen, die wie ein Tandem zusammenarbeiten: das parasympathische und das sympathische Nervensystem.

Das sympathische Nervensystem bewirkt eine Steigerung der Leistungsfähigkeit unseres Körpers und tritt bei Anspannung und körperlicher Aktivität in Aktion. Das zeigt sich in zunehmender Herzfrequenz, schnellerer Atmung oder vermehrter Adrenalinausschüttung. Sein Gegenspieler ist das parasympathische Nervensystem, es dämpft den Stresspegel und hilft dem Körper, sich zu entspannen. Es ist dafür zuständig, dass wir in Ruhe schlafen, essen, verdauen, kuscheln und Sex haben können.

Beobachte, welches System bei dir jetzt gerade aktiv ist und wie sich die Balance im Laufe des Tages verhält.

Fakten to know

Ganzheitliche Beckenbodenatmung

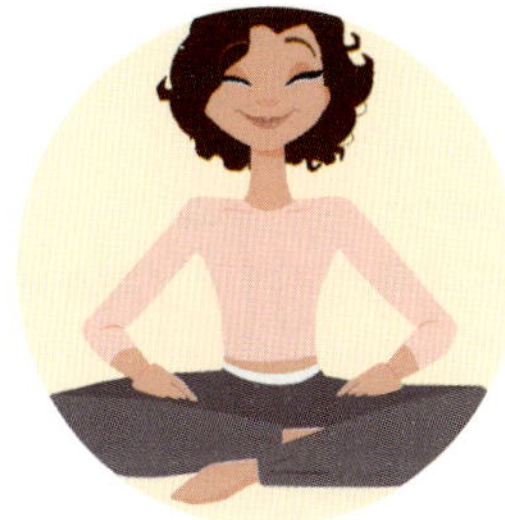

- Stelle dir beim Ein- und Ausatmen dein Zwerchfell vor, als könntest du es in deinem Körper fühlen.
- Konzentriere dich auf das Heben und Senken deines Bauches im Zusammenhang mit der Bewegung des Zwerchfells. Versuche, Zwerchfell und Bauch gleichzeitig im Zusammenspiel zu beobachten.
- Richte nun deine Aufmerksamkeit auf den Beckenbodenbereich, und schaue, was du da spüren kannst. Zur Erinnerung kannst du die Knochen noch mal in deinem Körper ertasten. So weiß dein Nervensystem, worauf es achten soll, und dein Körper bekommt Impulse, sich dort zu lockern und auszurichten.

Übung at work

Emotionen und Intensität zulassen

Wir alle möchten uns wohlfühlen, schlechte Gefühle vermeiden und gute Gefühle genießen. Doch die Wahrnehmung von Emotionen kann nicht selektiv praktiziert werden. Unterdrücken wir Angst, Trauer, Scham und Wut, stumpfen wir ab und können Liebe und Freude nicht mehr voll empfinden. Ohne emotionale Intensität und offene Intimität verlieren unsere Beziehungen und unser Liebesleben ihre Tiefe und Bedeutung. Unser Leben wird flacher und fader und infolgedessen deprimierend.

Außerdem verlieren wir den Zugang zu unserer Intuition, zu dem System, das uns sagt, was wir wirklich wollen und was wir nicht wollen.

Fakten to know

Je mehr wir uns mit unserem Körper beschäftigen, ihm mit Offenheit, Akzeptanz und Liebe begegnen, desto mehr natürliche Superkräfte können wir in uns entdecken. Innere Konflikte können so ganz ohne Analysen gelöst oder integriert werden.

#pussyyoga

Sitzbeinhöcker zusammen (1)

Grundposition im Liegen mit vor dem Becken aufgestellten Füßen.

Bei dieser Übung bewegen wir das Becken nicht und lassen es ganz ruhig auf der Erde liegen. Ertaste deine Sitzbeinhöcker mit den Händen, und stelle dir vor, dass sich zwischen ihnen ein elastisches Band aufspannt, das du bewusst zusammenziehen kannst. Bringe die Sitzbeinhöcker mit dem Band zusammen, und lasse 20-mal los.

Atme nun ein paar Atemzüge in deinen Beckenboden, bis er wieder völlig entspannt ist.

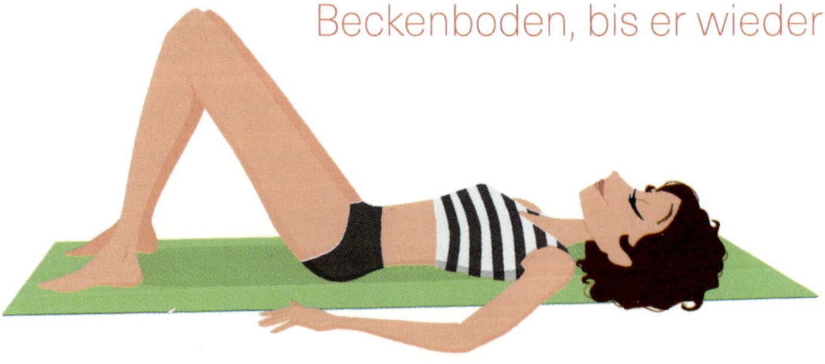

Übung at home

Was ist Stress?

Stress ist Anspannung, die unseren Körper durch das sympathische Nervensystem in den Modus versetzt zu flüchten, zu kämpfen oder zu erstarren. Dabei werden nicht nur eine große Menge Stresshormone freigesetzt und die Verdauung auf Eis gelegt, auch unsere Körperhaltung verändert sich. Bei häufiger Wiederholung ohne entsprechende Entspannung entstehen chronische Verspannungen. Unsere Körperhaltung wirkt sich direkt auf unsere Psyche aus, und so befinden wir uns schnell in einem Teufelskreis. Die chronische Aktivierung des sympathischen Nervensystems kann zu langfristigen Veränderungen in unseren Organen führen, was zu den sogenannten psychosomatischen Erkrankungen führt.

Fakten to know

Sexy und geschmeidig (1)

Für guten Sex ist es essenziell, beweglich zu sein. Das heißt nicht, dass du dich für verrückte Kamasutra-Stellungen verrenken musst, sondern dass du dich mühelos und geschmeidig bewegen kannst und die Energie frei fließen kann.

Wir starten mit den Füßen, am besten barfuß:

- Kreise erst deinen rechten Fuß ausgiebig in beide Richtungen, bewege dabei jede einzelne Zehe.
- Mache mit demselben Fuß Schlangenbewegungen, flexe deinen Fuß, und ziehe die Zehen zu dir ran, drücke dann den Ballen weg und strecke die Zehen wie eine Ballerina.
- Ziehe nun deinen Ballen zu dir ran, als wolltest du etwas von der Erde aufheben, und ziehe dann die Zehen nach, sodass dein Fuß wieder geflext ist.
- Massiere so deinen Fuß mindestens 5-mal, und schüttle ihn zum Schluss aus.
- Spüre den Unterschied in beiden Füßen, und wiederhole alles mit der linken Seite.

Übung at home

Pussy Yoga verbindet dich tief mit deinem Körper.

Dabei können alte Erinnerungen und Emotionen auftauchen.

Du kannst sie einfach zur Kenntnis nehmen und brauchst nichts weiter zu unternehmen.

#pussyyoga

Beckenbodenmeditation

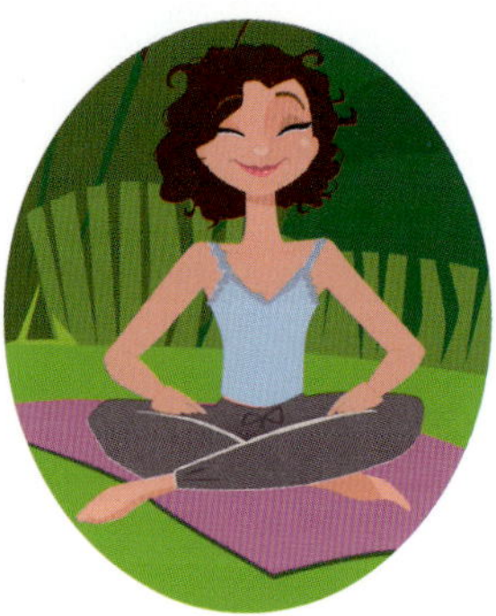

Stelle dir einen Timer auf 5 bis 20 Minuten. Setze dich mit aufgerichtetem Rücken hin, und schließe die Augen. Deine Hände ruhen locker auf deinen Knien.

Schließe die Augen, und lenke deine Aufmerksamkeit auf deinen Körper. Nimm wahr, wie du sitzt, wo dein Gewicht ist.

Achte nun auf deinen Atem, wo kannst du ihn am besten spüren? Nun folge dem Atem bis zum Beckenboden, und fühle, wie dieser sich ausdehnt und wieder zusammenzieht.

Lasse alle aufkommenden Gedanken ziehen, und bringe deinen Fokus immer wieder zurück zum Beckenboden.

Übung at home

Stress ist unsexy

Sex und Intimität sind extrem wichtig für unser körperliches und psychisches Wohlbefinden. Sie balancieren unser autonomes Nervensystem und sind die optimalen Stressbesänftiger. Doch hier beißt sich die Katze in den Schwanz, denn um echte Intimität und guten Sex haben zu können, brauchen wir die richtige Stimmung und ein Gefühl von Sicherheit. Unser autonomes Nervensystem bedarf einer feinen Harmonie, damit wir überhaupt eine Erregung aufbauen können. Nur wenn wir in Intimität Sicherheit empfinden, kann unser Körper Oxytocin, das Liebeshormon, ausschütten und Orgasmen zulassen. Empfindet unser Körper Stress, wird die Ausschüttung von Oxytocin verhindert.

Durch bewusste Entspannung, wie du sie beim Pussy Yoga lernst, kannst du indirekt auf dein Nervensystem einwirken.

Fakten to know

Geschmeidige Hüfte (1)

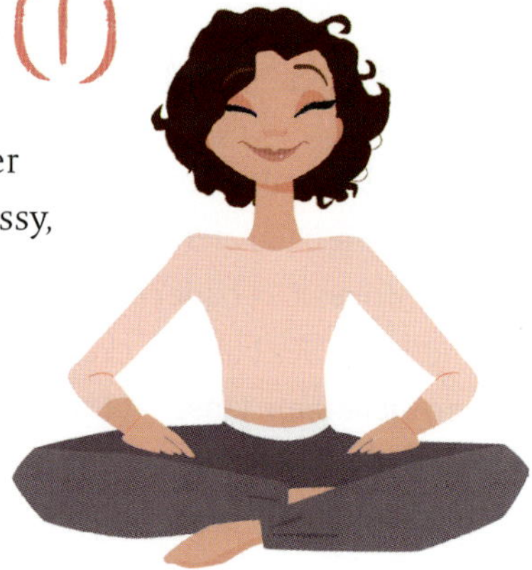

- Setze dich im Schneidersitz auf eine Yogamatte oder einen Teppich. Dein rechter Fuß liegt vor deiner Pussy, der linke liegt vor deinem rechten Fuß.
- Lasse deine Sitzbeinhöcker in die Erde sinken, und richte deine Wirbelsäule zum Himmel.
- Schiebe deine Brüste, so weit es geht, nach vorn und dann so weit zurück, wie möglich.
- Bewege dich so genüsslich hin und her, und gehe dabei immer weiter und weiter vor und zurück, sodass du eine deutliche Mobilisierung in deiner Hüfte und Wirbelsäule spürst.
- Wechsle dann die Beinstellung, und mache weiter, mindestens 10-mal hin und her auf beiden Seiten.

Übung at home

Stress-Awareness

Nicht falsche oder fehlende Techniken, sondern Stress ist nach neuesten wissenschaftlichen Erkenntnissen der größte Killer eines erfüllten Liebeslebens. Meist hetzen wir durch unseren Alltag von einer Aufgabe zur nächsten und merken gar nicht, wie gestresst wir sind.

Probiere heute genau, darauf zu achten:
Wann bist du gestresst?
Wie äußert sich Stress in deinem Körper?
Angespannter Bauch?
Flache Atmung? Schwitzen? Negative Gedanken?

Je öfter du dir bewusst wirst, wann du Stress empfindest, desto besser wirst du darin, Stress zu vermeiden und auch große Herausforderungen im Leben entspannter anzugehen.

Übung to go

Sitzbeinhöcker zusammen (2)

Grundposition im Liegen mit aufgestellten Beinen.

- Ziehe die Sitzbeinhöcker zusammen, wenn du ausatmest, und lasse los, wenn du einatmest. Beobachte deinen Körper – wie fühlt sich dieses Zusammenspiel an?

Nun machen wir es umgekehrt:

- Ziehe deine Sitzbeinhöcker zusammen, wenn du einatmest, und lasse los, wenn du ausatmest.

Beobachte, was sich nun in deinem Körper und in deinem gesamten Bauchraum tut. Wenn du es richtig machst, wird sich bei der Beckenbodenaktivierung während der Einatmung dein ganzer Torso aufspannen.

Übung at home

Intuition (2)

Bist du schon einmal deiner Intuition gefolgt und hast eine verrückte Entscheidung getroffen, die dein Leben zum Positiven verändert hat? Hast du schon mal die Erfahrung gemacht, total inspiriert aufzuwachen und mit großer Euphorie und ungeahnter Energie durchzustarten? Dieses Wissen, diese Einsichten, diese Power, die uns da auf einmal durchströmen, sind keine Gedanken, sie folgen in der Regel nicht auf eine intellektuelle Analyse deiner Lebensumstände, sie sind körperlich erlebtes, erfahrenes Wissen. Es ist dein *Felt Sense*, deine innere Wahrheit, innere Stimme oder, spirituell betrachtet, deine Verbindung zum allumfassenden Bewusstsein, dessen Teil wir alle sind.

Diese Power wird durch Pussy Yoga geweckt – lausche!

Fakten to know

Alle Gefühle, die du hast, sind sinnvoll.

Dein Innerstes möchte dir damit etwas mitteilen.
Wenn du sie unterdrückst, schneidest du dich
von deiner inneren Weisheit und Intuition ab
und entfernst dich von dir selbst.

#pussyyoga

Tiefenentspannung für Becken und Organe (1)

Lege dich ausgestreckt auf eine Yogamatte oder einen Teppich, und spüre deinen Körper auf der Erde liegend, deine Füße, deine Hüfte, folge deiner Wirbelsäule bis zu den Rippen, den Schulterblättern, zum Kopf und dann in die Arme.

Lasse alles, was dir in deinem Becken und Bauchraum bekannt ist, nach und nach beim Ausatmen in die Erde fallen – Pussy, Gebärmutter, Eierstöcke, Dünndarm, Dickdarm, Blase. Dann weiter zu den Nieren, Nebennieren, zum Magen, zu Lunge und Herz …

Wir halten so viel Spannung in unseren Organen, dass eine solche Entspannungsübung verdrängte Emotionen befreien kann, lasse alles zu, und wisse, dass du jetzt nichts auflösen musst. Alles, was ist, ist gut und darf sein.

Tipp Diese Übung ist auch perfekt zum Einschlafen.

Übung at home

Sexy und geschmeidig (2)

Geschmeidigkeit ist für guten Sex unabdingbar. Diese Übung macht dich beweglich und hält deine Gelenke jung, indem es den Fluss der Synovialflüssigkeit (Gelenkschmiere) stimuliert und für Stoßdämpfung sorgt.

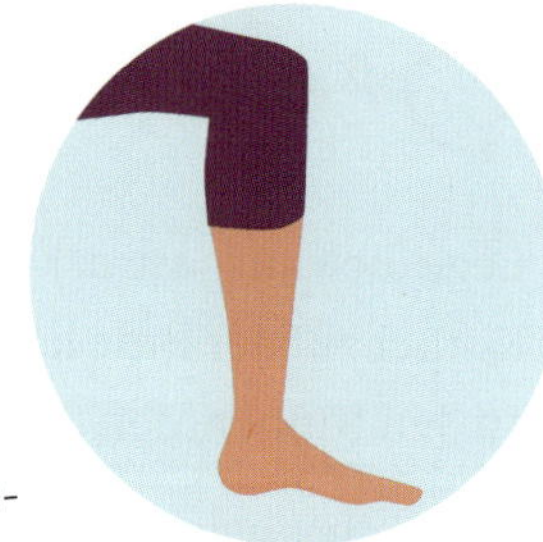

- Hebe dein rechtes Bein an, sodass der Oberschenkel parallel zur Erde ist, und erkunde von hier den Bewegungsspielraum deines Knies. Bewege deinen Unterschenkel, so weit es geht, vor und zurück, mindestens 5-mal.
- Kreise deinen Unterschenkel. Das Knie ist ein Scharniergelenk, es kann also nur vor- und zurückbewegt werden. Möchtest du dein Knie kreisen, entsteht also auch eine Bewegung im Hüftgelenk. Spüre die Bewegung dort.
- Setze dein rechtes Bein ab, und spüre den Unterschied. Wie fühlen sich deine Beine an? Übe nun mit der linken Seite.

Übung at home

Vagina-Anatomie

Die Vagina erstreckt sich von deinen inneren Venuslippen bis hoch zu deiner Gebärmutter. Sie ist bei einer erwachsenen Frau ein 65 bis 125 Millimeter langer, dehnbarer Schlauch aus Muskeln und Bindegewebe. Sie liegt etwa in der Beckenachse und durchquert hier den Beckenboden. Im ungedehnten Zustand ist sie durch das Parakolpium (Bindegewebe, in das die Vagina in der Beckenhöhle eingebettet ist), eine Verdichtung der inneren Beckenfaszie, welche die Vagina zwischen Harnblase und Mastdarm aufspannt, abgeflacht. Die vordere und die hintere Wand berühren sich und umschließen das Lumen (Fachbegriff für dehnbaren Hohlraum) der Vagina, das einen H-förmigen Spalt bildet und dadurch eine große Entfaltung ohne große Spannung ermöglicht. Vorn und hinten gibt es zudem Querfalten in der Vaginalwand, diese verstärken beim Sex die Reizwirkung und stellen zugleich eine Dehnungsreserve für die Geburt dar.

Fakten to know

Becken mit Steißbein einrollen (1)

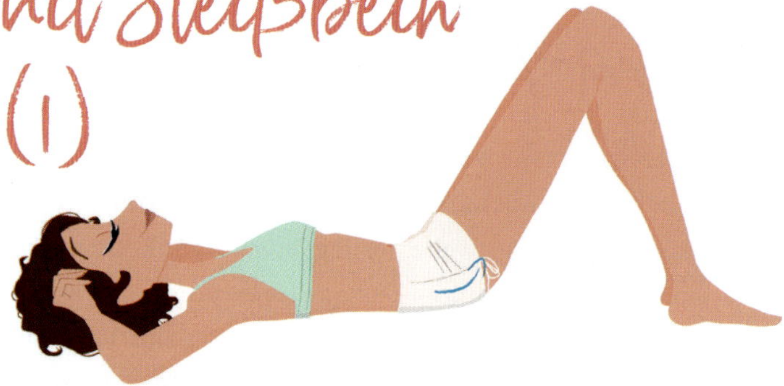

- Starte im Liegen, und lasse dein Becken tief in die Erde sinken.
- Bringe deine Sitzbeinhöcker zusammen in Richtung Damm. Wenn du die für dich maximale Nähe erreicht hast, bringe auch das Steißbein in diese Richtung.
- Ziehe das Steißbein und die Sitzbeinhöcker in Richtung Knie. Lasse dabei den Bauch ganz entspannt, und beobachte, wie sich erst eine Spannung und dann eine leichte Bewegung in deinem Becken bemerkbar machen.
- Wiederhole das 5- bis 15-mal.

Übung at home

In der Ruhe liegt die Kraft

Stress wird nicht nur durch Alltagsbelastungen, wie unmögliche Deadlines, ausgelöst, sondern auch durch negative Gedanken, die wir gegen uns selbst richten. Dieser Stress schwächt nachweislich unseren Beckenboden, stört unseren Hormonhaushalt und sorgt für Schlafstörungen, die ihrerseits wiederum zu einem Anstieg von Stress führen können. Es ist ein Teufelskreis.

Mit Pussy Yoga können wir dieses Hamsterrad durchbrechen, indem wir lernen, uns bewusst zu entspannen und so aus einem Zustand der Leichtigkeit heraus zu handeln. Studien belegen, dass unsere wahre Kraft in der Ruhe liegt und dass unbändige Lust, Inspiration und Energie, unsere Vorhaben hochmotiviert durchzuziehen, nur aus unserem Inneren kommen können, wenn wir entspannt sind.

Fakten to know

Hüftknochen

Gegeneinander verdrehen (1)

Grundposition im Liegen mit vor dem Becken aufgestellten Füßen.

- Lege nun deine Hände auf deine Darmbeine, und stelle dir vor, wie sie sich gegeneinander verdrehen. Eines rotiert vor, eines zurück und umgekehrt.
- Fühlst du, dass du die beiden Seiten deines Beckenbodens unabhängig voneinander aktivieren kannst?
- Untersuche, wie viel Bewegung du in jedem Gelenk zwischen dem Kreuzbein und den beiden Hüftknochen hast. Sind beide Seiten gleich flexibel? Sind sie symmetrisch? Du kannst es mit dieser sanften Übung nach und nach ausgleichen.

Übung at home

Unsere wahre Präsenz und Kraft entfalten wir nur,
wenn wir mit unserem vollen Bewusstsein
in unserem Körper sind.

#pussyyoga

Sex macht frei

Die feministische Autorin Naomi Wolf hat in ihren Untersuchungen festgestellt, dass es einen direkten Zusammenhang zwischen der sexuellen und kreativen Erweckung gibt.

Künstlerinnen und revolutionäre Vordenkerinnen wie Anaïs Nin, Georgia O'Keeffe, Hannah Arendt, Charlotte Brontë, George Sand oder Gertrude Stein waren in einer Zeit, in der Frauen kaum Rechte hatten, weitaus kreativer sowie sexuell und intellektuell freier als ihre Zeitgenossinnen.

Diese sinnliche Erweckung ging oft mit einer Risikobereitschaft in sozialen und künstlerischen Bereichen einher.

Fakten to know

Geschmeidige Wirbelsäule (1)

Grundposition Pussyschneidersitz, siehe Seite 60.

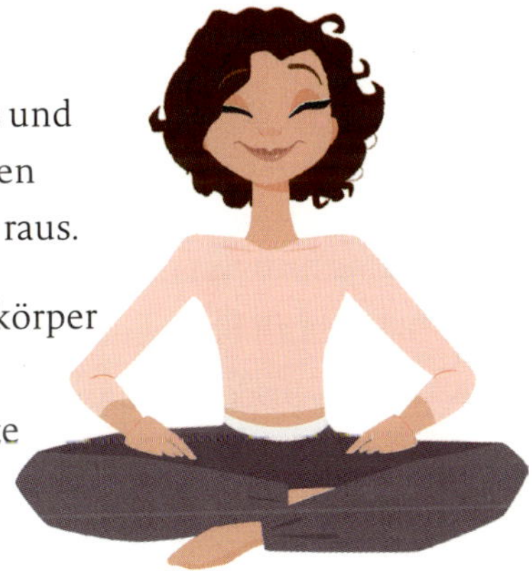

- Schiebe deinen Brustkorb abwechselnd nach rechts und nach links, spüre die Gewichtsverlagerung auf deinen Sitzbeinhöckern. Gehe immer weiter zu den Seiten raus.
- Fange nun an, eine liegende Acht mit deinem Oberkörper zu zeichnen: Schiebe nach rechts raus, lasse diese Seite sinken, schiebe nach links, und lasse diese Seite sinken. Schwinge so hin und her, und dehne deine Seiten immer weiter auf.
- Wechsle dann die Beinstellung, und mache weiter, mindestens 10-mal auf beiden Seiten.

Übung at home

Hüftknochen

Gegeneinander verdrehen (2)

Grundposition im Liegen mit angewinkelten Beinen.

- Lasse nun nur die Sitzbeinhöcker abwechselnd in die Erde sinken, ohne das Becken zu bewegen, mal rechts, mal links. Fühlst du, dass du die beiden Seiten deines Beckenbodens unabhängig voneinander aktivieren kannst?
- Bewege die Sitzbeinhöcker jetzt mit einem vorgestellten Schwung hoch und runter, als wolltest du mit ihnen große Schritte gehen, und fühle, ob jetzt eventuell Bewegung in dein Iliosakralgelenk kommt.

Übung at home

Hilfe, mein Becken ist schief!

Wenn du merkst, dass dein Becken unsymmetrisch ist, besteht kein Grund zur Panik. Du kannst es mit unseren sanften Übungen nach und nach ausgleichen. Bedenke aber, dass jede Unregelmäßigkeit im Becken auch Auswirkungen auf deinen gesamten Körper hat und dieser sich über Jahre oder Jahrzehnte an diese Schiefstellung angepasst hat. Also beobachte, wie sich dein Organismus an die neue Information gewöhnt. Bewusstsein, Geduld und Liebe sind der richtige Weg zu deiner optimalen Aufrichtung.

Versuche nicht, etwas zu erzwingen. Das erzeugt nur Widerstände.

Fakten to know

Becken mit Steißbein einrollen (2)

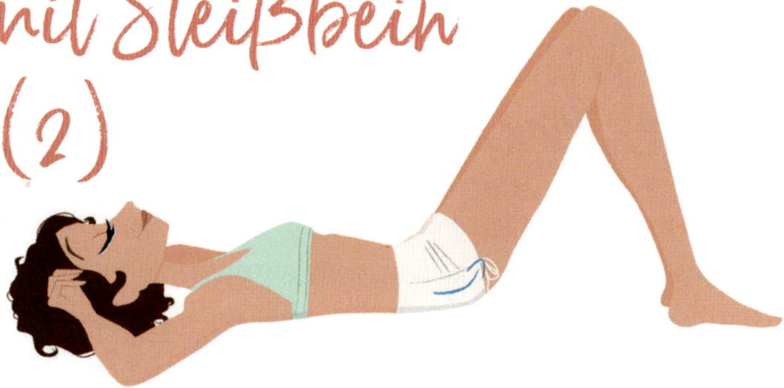

Grundposition im Liegen mit angewinkelten Beinen.

- Bringe Sitzbeinhöcker und Steißbein zusammen und dann in Richtung Knie.
- Gehe weiter, und beobachte, wie sich dein Becken langsam wie ein Schneckenhäuschen einrollt. Bevor dein Becken den Boden verlässt, lässt du die Bewegung in der gleichen Art und Weise wieder zurückrollen.
- Entspanne zwischendurch, und ziehe dein Steißbein lang von dir weg. Wiederhole die Übung 5- bis 10-mal.

Übung at home

Warum sind guter Sex und Orgasmen so wichtig?

Gehirnregionen, die für Selbstwahrnehmung, Hemmungen und Selbstregulation zuständig sind, werden beim weiblichen Orgasmus kurzzeitig deaktiviert. Das kann Frauen dazu bringen, eine ungeheure Euphorie, Liebe und Verbundenheit zu fühlen, nicht nur in Bezug auf ihren Partner, sondern auch zu sich selbst und zum Leben.

Ein tiefer Frieden, lebensverändernde Einsichten und kreative Durchbrüche können aus unseren orgasmischen Erlebnissen kommen. Sex wird deswegen oft auch als spiritueller Pfad praktiziert. Vielleicht kennst du solche Erlebnisse auch aus anderen Zusammenhängen. Wenn ja, kannst du davon ausgehen, dass du durch Pussy Yoga in Zukunft mehr davon erleben wirst.

Fakten to know

Sex kann uns mehr Power geben – für alles,
was wir wollen.

#pussyyoga

Hängendes Atmen (1)

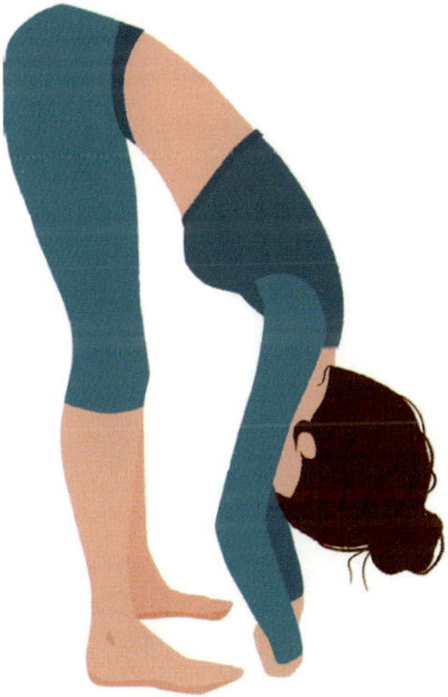

Stelle dich bequem hin, und lasse deine Wirbelsäule langsam vom Kopf her nach unten rollen. Unten angekommen lässt du dich ganz locker hängen. Finde für deine Arme eine bequeme Position.

Nun spüre deinen Atem. Wo bemerkst du ihn zuerst?

Versuche, ihn in den Nasenlöchern zu fühlen, dann folge ihm weiter in den Rachen, die Luftröhre und die Lunge. Spüre, wie er deinen Beckenboden ausdehnt.

Übung at work

You Sexy Thing

Pussy Yoga macht sexy, das heißt nicht, dass du den ganzen Tag an Sex denken wirst. Du wirst bald eine Balance finden, in der du mit offenen Sinnen die Schönheit des Lebens genießen kannst und inspiriert und kreativ deinen Zielen nachgehst. Du wirst entscheidungsfähiger, selbstbewusster und klarer in dem, was du willst, und du wirst deine eigenen Wege finden, alles zu erreichen, was du willst.

Sport mit allen Sinnen

Weil es im Alltag oft schwierig ist, im Hier und Jetzt zu sein, habe ich einen besonderen Tipp für dich:

Sei bei allen körperlichen Aktivitäten voll und ganz mit allen Sinnen anwesend. Also nicht beim Joggen oder Spazierengehen Podcasts hören oder im Fitnessstudio Videos gucken, sondern mit allen Sinnen in den Körper eintauchen. So trainierst du nicht nur deine sinnlichen Fähigkeiten und wirst entspannter und glücklicher, du hast aus sportmedizinischer Sicht auch einen um 30 Prozent größeren Trainingseffekt.

Fakten to know

Wenn wir unseren Körper von außen betrachten,
entfremden wir uns von ihm, wir machen ihn zum Objekt.
In unsere Kraft und zu einer bedingungslosen Selbstliebe
kommen wir aber nur, wenn wir uns selbst auch als diesen
wunderbaren, mysteriösen Organismus empfinden,
der wir sind.

#pussyyoga

Geschmeidige Wirbelsäule (2)

Grundposition Pussyschneidersitz, siehe Seite 60.

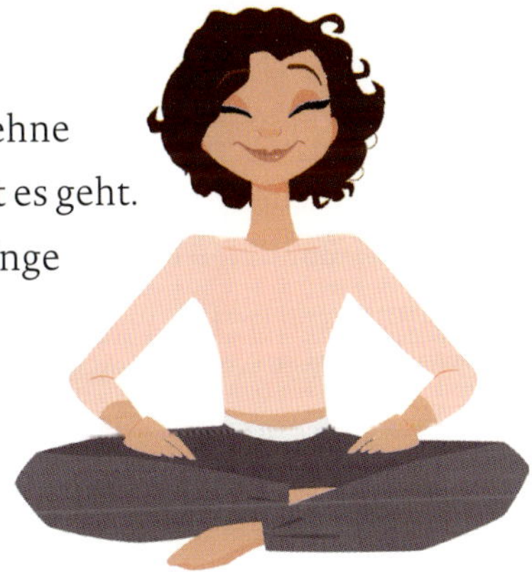

- Nimm deinen rechten Arm zum Himmel, und lehne den Arm und den Oberkörper nach links, so weit es geht. Stütze dich dabei mit dem linken Arm ab. Schwinge dann zur anderen Seite und immer hin und her. Dehne deine Seiten immer weiter auf.
- Wechsle dann die Beinstellung, und mache weiter, mindestens 10-mal auf beiden Seiten.

Übung at home

Unser Liebeshormon

Orgasmen helfen uns, uns intensiver mit unserem Partner zu verbinden. Dafür zuständig ist das Bonding-Hormon Oxytocin, das beim Sex, aber auch bereits bei innigen Umarmungen und Haut-auf-Haut-Kontakt ausgeschüttet wird. Oxytocin ist aber auch ein natürliches Schmerzmittel und hilft, Stress loszulassen. Es sorgt für einen guten Nachtschlaf und somit für eine bessere Regeneration.

Fakten to know

Tiefengewebemassage der Hüftgelenke (2)

- Besorge dir zwei Tennis- oder ähnliche Bälle. Lege dich auf eine Matte oder einen Teppich, und platziere jeweils einen Ball unter jedem Hüftgelenk.

- Bleibe so 2 bis 5 Minuten liegen, atme tief, und lasse deinen Körper über den Bällen schmelzen. Stell dir vor, wie er langsam zur Erde sinkt, und beobachte, wie sich dabei die Hüftgelenke lösen.

- Lege die Bälle weg, und spüre nach. Rolle über die Seite hoch, und beobachte, wie du dich fühlst.

Tipp Durch die tiefe Muskel- und Bindegewebe-Penetration ist die Übung herrlich entspannend zum Einschlafen.

Übung at home

Becken mit Steißbein einrollen (3)

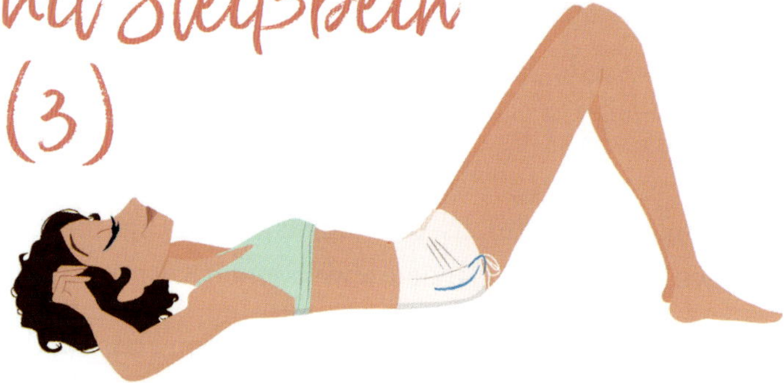

Grundposition im Liegen mit aufgestellten Beinen.

- Rolle dein Becken nun mit der Kraft deines Beckenbodens immer wieder ein und aus. Beim Ausrollen entsteht ein Hohlkreuz.
- Werde in der Bewegung immer schneller, bis du in ein Schwingen kommst, sodass deine Wirbelsäule sich lockert und ganz durchlässig wird.

Übung at home

Frauen neigen dazu, Sex und Intimität ernster zu nehmen als Männer. Das ist nicht schwach, sondern hormonell bedingt, was aber nicht heißt, dass wir unseren Hormonen ausgeliefert sind. Je besser wir unseren Körper verstehen und mit unseren starken Emotionen umzugehen wissen, desto freier können wir sein.

#pussyyoga

Wie viel Sex sollte ich haben?

Die meisten Probleme, die wir beim Sex haben, bestehen darin, dass wir eine gesellschaftliche Norm definiert haben, die wir nicht erfüllen können. Sei es, weil wir nicht täglich Sex haben wollen oder nicht auf die gleich Art Orgasmen erleben, wie wir es in Frauenmagazinen oder Filmen gesehen haben. Die meistgestellte erste Frage bei Sexualtherapeuten lautet: »Ist es normal, dass …?«

Warum wollen alle normal sein?

Ich denke, sofern du zufrieden bist, ist alles bestens. Doch dadurch, dass Sex immer noch ein Tabuthema ist, führen Unsicherheiten zu Scham. Viele Frauen tauschen sich nicht darüber aus, sie denken, sie wären die Einzigen, die »von der Norm abweichen«. Doch genau diese Scham und der Leistungsdruck führen dazu, dass sie sich minderwertig fühlen und sich so noch weiter von einem lustvollen, ausgelassenen Liebesleben entfernen.

Fakten to know

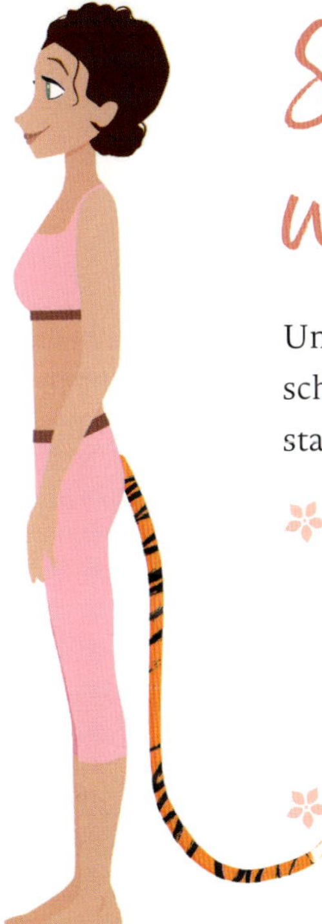

Steißbein als Schwanz wahrnehmen (1)

Unser Schwänzchen, das Steißbein (Coccyx), wird oft unterschätzt, ist aber eine zentrale Stelle im Aufbau unserer Körperstatik, weil es mit dem gesamten Beckenboden verbunden ist.

- Im Liegen mit angewinkelten Beinen: Stelle dir vor, dass sich das untere Ende deiner Wirbelsäule nach oben zur Decke zieht und nach und nach langsam das ganze Becken unter Spannung setzt, als könnte es sich einrollen, wenn es nicht so schwer wäre.
- Halte die Spannung ein paar Atemzüge und wiederhole die Übung 3- bis 5-mal.

Andere Frauen

Immer wieder mache ich die Erfahrung, wie heilsam und inspirierend es ist, sich mit anderen Frauen auszutauschen. Offenheit ist die Voraussetzung, denn ohne sie können Begegnungen unter Frauen zu einem oberflächlichen Statusspiel werden.

Wenn du dich öffnest, merkst du, wie ein Damm bricht, es entsteht die Möglichkeit zu einer intensiven Verbindung und echtem Austausch. Dabei reicht es, ehrlich deine Meinung und Gefühle zu kommunizieren, du musst nicht irgendwelche Probleme auftischen.

Fakten to know

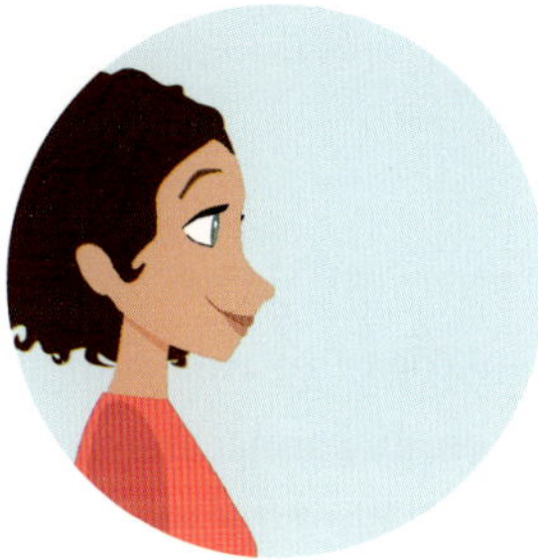

Sitzbeinhöcker zusammen (3)

Wo auch immer du heute bist, probiere über den Tag verteilt folgende Übung:

Ziehe die Sitzbeinhöcker zusammen, wenn du ausatmest, und lasse los, wenn du einatmest. Beobachte deinen Körper – wie fühlt sich dieses Zusammenspiel an?

Übung to go

Pussy Yin

Pussy-Yin-Übungen sind an die Yin-Yoga-Prinzipien angelehnt. Die tiefen Dehnungen werden 3 bis 7 Minuten lang gehalten, du kannst aber auch mit kürzeren Zeiteinheiten starten, um dich daran zu gewöhnen. Zähle dabei einfach 7 sehr lange, tiefe Atemzüge, damit wirst du eine Zeiteinheit von etwa 90 Sekunden erreichen.

Lasse in den Übungen alle nicht benötigten Muskeln bewusst los. Atme in die Muskeln und Faszien. Du wirst merken, dass dich dieses Loslassen in einen tiefen meditationsähnlichen Zustand bringen kann. Die langen Dehnungen des Yin Yoga lösen Verspannungen und Verklebungen im tief liegenden Fasziengewebe und dehnen so effektiv und nachhaltig unsere Muskeln, Bänder und Sehnen.

Fakten to know

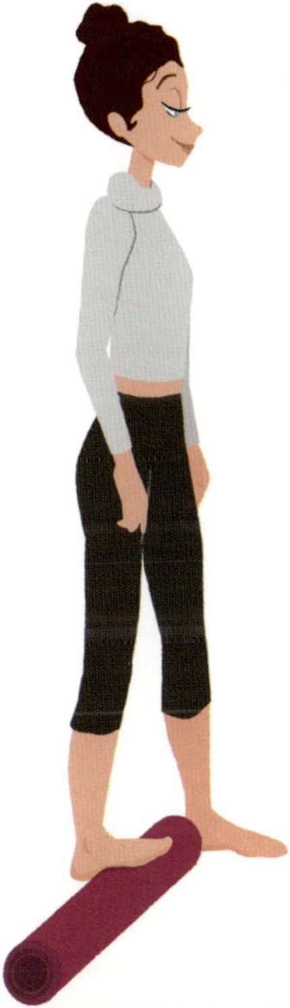

Pussy Yin: Waden-Stretch

Die Waden der meisten Frauen sind so stark verkürzt, dass ein optimales beckenfreundliches Gehen gar nicht möglich ist.

- Rolle ein Handtuch oder eine Yogamatte zusammen, und stelle dich mit deinem Ballen auf die höchste Stelle der Rundung. Bringe nun langsam deine Ferse in Richtung Boden, bis du eine Dehnung spürst.
- Genieße die tiefe Dehnung für 7 bis 14 Atemzüge.

Sexy und geschmeidig (3)

Diese Übung strafft deine Silhouette, trainiert die kleinen, tiefen Muskeln um deine Wirbelsäule und entlastet so deinen Beckenboden:

- Beuge deinen Kopf, und rolle deine Wirbelsäule runter, komme jetzt mit dem Kopf zuerst wieder hoch. Genieße diese Mobilisierung 3- bis 5-mal in Zeitlupe oder auch etwas schneller, so, wie dein Körper es heute mag.

- Komme nun mit einem geraden Rücken nach unten, diese Bewegung wird von deiner Brust angeführt. Unten angekommen, beuge leicht die Knie, und rolle vom Steißbein aus die Wirbelsäule nach oben. Stell dir dabei vor, wie du Wirbel auf Wirbel auftürmst und dabei ganz viel Raum zwischen den Wirbelkörpern für die Bandscheiben bleibt.

Das macht deinen Torso lang und schlank.

Übung at home

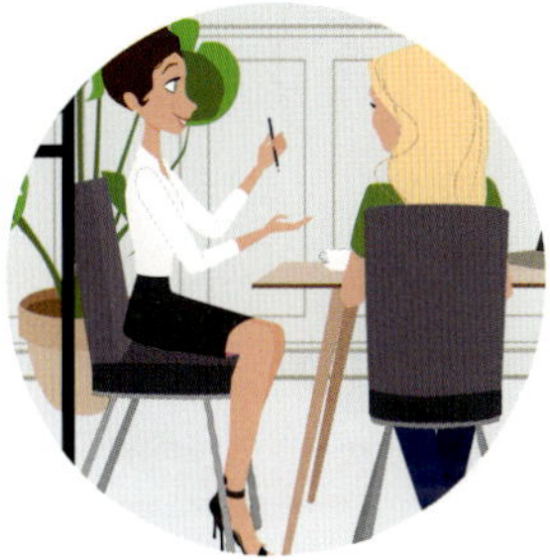

Wenn Frauen zusammenkommen

Eine Studie an der University of California LA hat belegt, dass bei Frauen, die zusammenkommen und sich austauschen, das Liebeshormon Oxytocin ausgeschüttet wird, was uns nicht nur ein befriedigendes Gefühl von Gemeinschaft gibt, sondern auch entspannt und hilft, mit unserem persönlichen Stress besser umzugehen.

Fakten to know

Kettenreaktion (1)

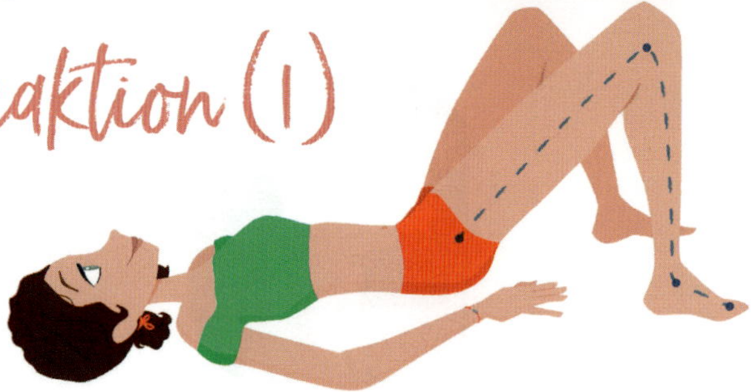

Grundposition im Liegen mit angewinkelten Beinen.

Drücke deinen rechten Fuß im Liegen mit angewinkelten Beinen sanft in die Erde, und nimm die Kettenreaktion durch dein Fußgelenk, Knie und Hüftgelenk zum Becken und bis in den Beckenboden wahr.

Fühlst du, wie sich dein Beckenboden aktiviert? Fühlst du, wie sich dein Hüftgelenk öffnet? Genieße die Übung 5-mal in Zeitlupe, lasse dann deine Beine ausgleiten, und vergleiche beide Seiten.

Fühlst du einen Unterschied in beiden Hüftgelenken und Beinen? Wechsle dann die Seite.

Übung at home

Genauso wie ein verspannter oder untrainierter Rücken,
der den ganzen Tag teilnahmslos und schlaff
am Schreibtisch ausharren muss,
verhält es sich mit dem Beckenboden.
Er muss ebenso wie ein »problematischer« Rücken
durch Bewegung und gezielte Entspannungsübungen
wieder beweglich und stark gemacht werden.

#pussyyoga

Geschmeidige Hüfte (2)

Diese Übung ist ein toller Start in den Morgen, sie mobilisiert deine Hüfte und Wirbelsäule und massiert deine Organe.

Grundposition Pussyschneidersitz, siehe Seite 60.

- Schiebe deine Brüste, so weit es geht, nach vorn, dann zur Seite und zurück und zur anderen Seite, dehne dich, so weit es geht, bis ein geschmeidiger Kreis entsteht.
- Kreise so genüsslich 5- bis 10-mal in eine Richtung und 5- bis 10-mal in die andere Richtung.
- Wechsle dann die Beinstellung, und genieße den Kreis auf beiden Seiten.

Tipp Atme ein, wenn du vorn bist, und aus, wenn du hinten bist.

Übung at home

Schwerkraft und Leichtkraft

Bei unseren Übungen nutzen wir die Schwerkraft als Mittel zur Entspannung. Wir drücken zum Beispiel im Liegen mit einem Fuß gegen die Erde und nutzen die Erdanziehungskraft bewusst, um den Rest unseres Körpers fallen zu lassen. Diese Art, sich zu bewegen, ist organischer und effektiver, als sich mit Hauruck und Körperspannung hochzudrücken. Beobachte einmal Wildkatzen in der Natur, wie sie sich mit der Schwerkraft bewegen, sich hinlegen und wieder aufstehen. Alles scheint leicht und sinnlich.

Benutze dieses Körperwissen nicht nur für alle Übungen hier, sondern auch beim Sex und wenn du dich im Bett umdrehst oder morgens aufstehst. Fühle, wie die Erde dich anzieht, wie die Schwerkraft sich nach dir verzehrt. Fühle, wie sie deinen Körper in die Laken oder auf die Erde zieht, fühle deine Haut und deinen Körper an der Erde.

Das ist sehr sinnlich und sehr entspannend.

Fakten to know

Kettenreaktion (2)

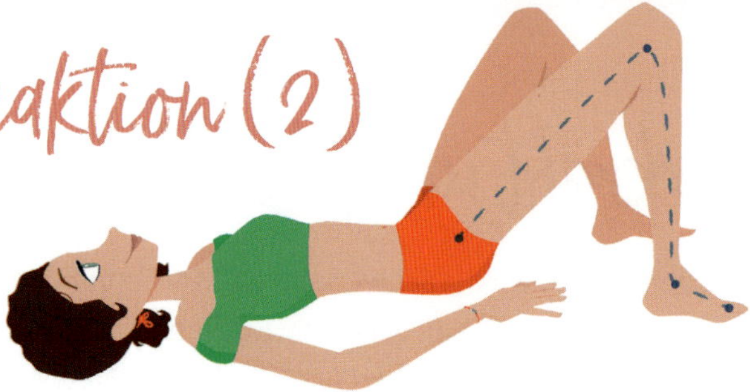

Grundposition im Liegen mit angewinkelten Beinen.

Drücke deinen rechten Fuß sanft in die Erde, und nimm die Kettenreaktion durch dein Fußgelenk, Knie und Hüftgelenk zum Becken und bis in den Beckenboden wahr.

Lasse deine Knie dabei immer in Richtung Decke zeigen. Du merkst, dass dein Becken rechts immer leichter wird, der Schwerpunkt deines Beckens verschiebt sich graduell immer weiter nach links, sodass es sich zur Seite dreht. Beobachte, wie sich diese Bewegung über die Wirbelsäule in deinem Körper fortsetzt.

Wiederhole das in Zeitlupe 3- bis 5-mal, und lasse dann beide Beine zur Erde gleiten. Fühlst du einen Unterschied in beiden Hüftgelenken und Beinen? Wechsle dann die Seite.

Übung at home

Pussy Yin: Beinrückseiten-Stretch

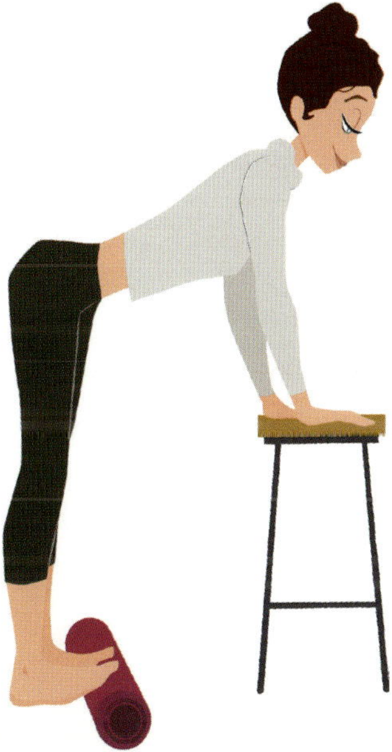

- Stelle dich vor einen Stuhl, und beuge deinen Oberkörper aus den Hüftgelenken so, dass deine Hände locker auf der Sitzfläche zu liegen kommen.
- Lasse deinen Rücken jetzt nach unten durchhängen. Deine Sitzbeinhöcker zeigen in Richtung Decke, und dein Beckenboden ist aufgedehnt. Wenn du noch keine Dehnung in den Beinrückseiten spürst, nimm dir wie im Waden-Stretch deine Rolle zur Hilfe, und platziere sie unter deinen Ballen.
- Entspanne, und atme langsam ein und aus. Lasse immer mehr los.

Faszination Haut (1)

Deine Haut ist nicht nur eine 1,5 bis 4 Millimeter dicke, schöne Hülle, die deinen Körper nach außen hin schützt und zusammenhält, sie ist mit durchschnittlich 1,73 Quadratmetern Fläche und 10 bis 14 Kilogramm Gewicht dein größtes und vielseitigstes Organ. Die Haut spielt eine wichtige Rolle in deinem Stoffwechsel, sie atmet, entgiftet und nimmt die Umwelt wahr. Durch deine Haut kommunizierst du, wie es dir emotional und gesundheitlich gerade geht, sie passt sich dem Klima innen und außen an. Ihre Millionen von Nervenenden ermöglichen dir nicht nur, Lust zu empfinden, sondern versetzen dich auch in die Lage, Fingerfertigkeiten wie das Schreiben auszuführen.

Fakten to know

Tiefe Hocke (1)

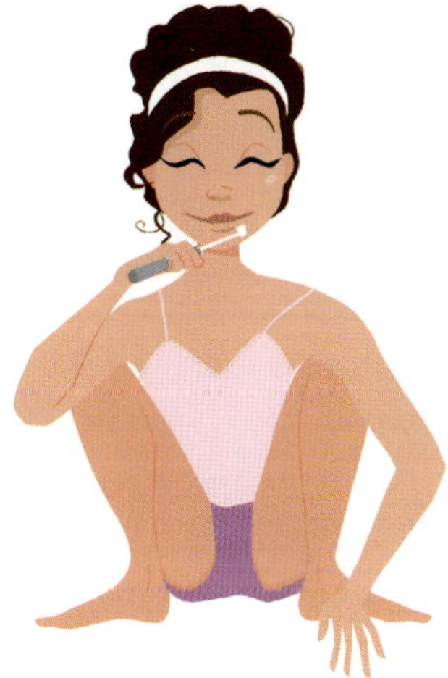

Grundposition: Stelle deine Beine schulterbreit hin.

Beuge langsam deine Knie, ohne die Fersen abzuheben. Lasse deinen Po locker nach unten zum Boden sinken, bis es nicht mehr weiter geht. Wenn du es hier gut aushalten kannst, entspanne für 1 bis 5 Minuten.

Ist diese Haltung nicht bequem oder möglich, lege dir eine gefaltete Decke unter die Fersen, sodass du das Gefühl hast, auf High Heels zu stehen. Senke dann den Po nach unten ab.

Ist das auch nicht bequem oder möglich, stelle dich vor eine Säule oder in einen Türrahmen, und halte dich daran fest, während du dich so ganz langsam in die Hocke begibst.

Übung at home

Je offener wir uns selbst begegnen,

desto weniger werden wir von

unserem Unterbewusstsein beherrscht.

#pussyyoga

Kettenreaktion (3)

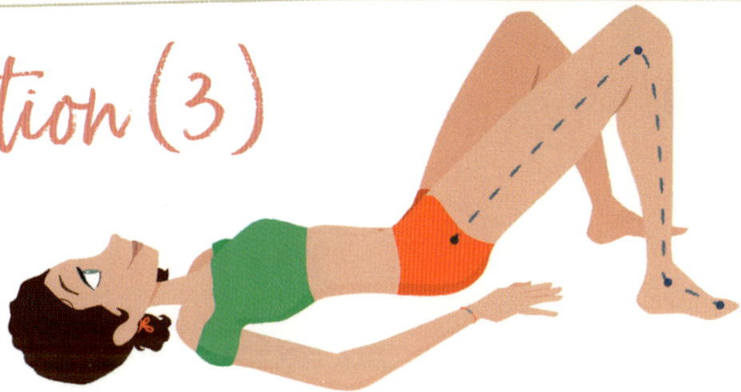

Grundposition im Liegen mit angewinkelten Beinen.

Drücke deinen rechten Fuß sanft in die Erde, und nimm die Kettenreaktion bis in den Beckenboden wahr. Wiederhole es mit der linken Seite, und wechsle so ein paarmal in Zeitlupe hin und her.

Lasse dein Becken dabei immer schwerer in die Erde sinken und genieße diese innere Massage, bei der sich alle Beckengelenke lösen.

Entspanne, und spüre im Liegen, Stehen und Gehen nach.

Tipp Diese Übung ist wunderbar für zwischendurch zur Entspannung oder bei Rückenschmerzen, die du durch die Power von Pussy Yoga bald gar nicht mehr haben wirst.

Übung at home

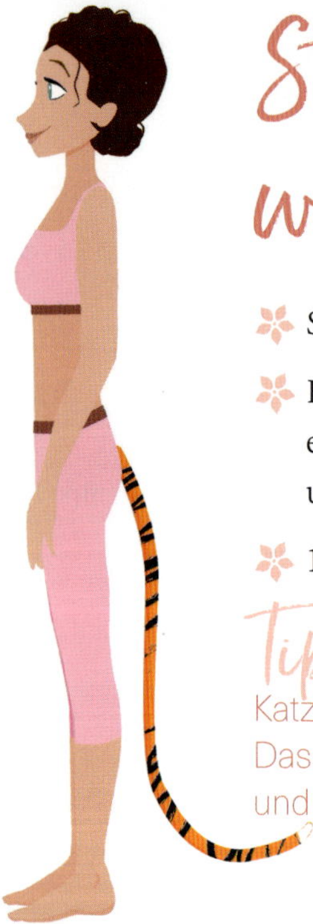

Steißbein als Schwanz wahrnehmen (2)

- Stelle dir im Liegen vor, dein Steißbein wäre ein langer Schwanz.
- Bewege diesen Schwanz in deiner Vorstellung nach unten, sodass er auf die Erde klopft. Er zieht sich von selbst wieder zusammen, und du lässt ihn wieder auf der Erde aufschlagen.
- 15-mal langsam, 15-mal schnell.

Tipp Spiele im Alltag immer mal wieder mit der Idee, einen Katzenschwanz zu haben, und nimm dich selbst als Tier wahr. Das macht nicht nur Spaß, sondern ist auch sexy und stärkt deine Instinkte.

Übung at home

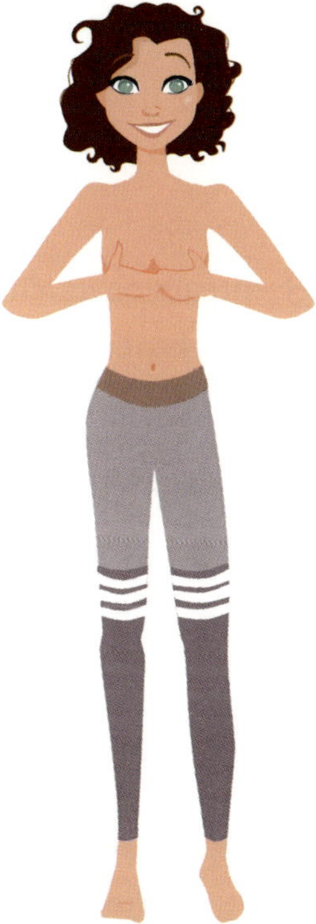

Brustmassage

Eine Brustmassage ist ein schönes Ritual, um mit deiner Sinnlichkeit in Kontakt zu kommen, deine Brüste lieben zu lernen und sie schön straff und gesund zu halten. Denn sie sorgt für eine gute Durchblutung und bringt den Lymphfluss in Gang. Außerdem regt sie die Oxytocinausschüttung an, du erinnerst dich, unser stresssenkendes Liebeshormon!

Bei der Brustmassage hast du auch die Gelegenheit, eventuelle Knötchen aufzuspüren.

Nimm dir heute ein paar Minuten für eine intuitive Massage.

Übung at home

Kettenreaktion (4)

Grundposition im Liegen mit angewinkelten Beinen.

Drücke deinen rechten Fuß sanft in die Erde, und nimm die Kettenreaktion durch dein Fußgelenk, Knie und Hüftgelenk zum Becken und bis in den Beckenboden wahr. Wechsle dann die Seite, und gehe so hin und her.

Mache die Übung jetzt etwas schneller, bis du in eine lockere Schaukelbewegung fällst. Spiele mit der Geschwindigkeit und der Größe der Bewegung.
Was tut dir gut? Merkst du, wie sich deine Iliosakralgelenke lockern?

Tipp Diese Übung ist wunderbar zwischendurch zur Entspannung oder bei Rückenschmerzen, die du durch die Power von Pussy Yoga bald gar nicht mehr haben wirst.

Übung at home

Spüren ist Übungssache

Durch Pussy Yoga lernst du, die Empfindungen deines Körpers bewusster wahrzunehmen und dich mehr darauf einzulassen. So trainierst du deinen Körper, intensiver auf Berührung und Genuss zu reagieren. Wenn du eine der Frauen bist, die bisher beim Sex eher in ihrem Kopf waren als in ihrem Körper, wirst du es jetzt einfacher haben, dich beim Sex in deinen Körper und in die Lust fallen zu lassen. Wenn du dich mehr auf deinen Körper und all deine Sinne fokussierst, wirst du viel mehr Lustsignale wahrnehmen, eine stärkere Erregung verspüren und leichter zum Orgasmus kommen.

Nimm dir immer wieder Zeit zum Spüren:
im Alltag, beim Sex, jetzt!

Fakten to know

Kettenreaktion (5)

Grundposition im Liegen.

Lasse deine Hüfte schwer in die Erde sinken und winkle nur dein rechtes Bein an. Drücke mit deinem rechten Fuß sanft in die Erde. Nimm die Kettenreaktion durch dein Fußgelenk bis in den Beckenboden wahr und rolle nach und nach dein ganzes Becken schwer nach links. Vom Becken aus setzt sich die Bewegung in deinen ganzen Körper fort. Rolle langsam wieder zurück in die Ausgangsposition und verweile so einen Augenblick, bevor du die Übung wiederholst.

Wiederhole die Übung 5-mal in Zeitlupe, lasse das Bein zur Erde gleiten, und spüre nach. Wie fühlt sich dein rechtes Bein im Vergleich zum linken an?

Wiederhole alles mit dem linken Bein, und spüre wieder nach.

Übung at home

Lockerungsübung

Beine zum Himmel schütteln

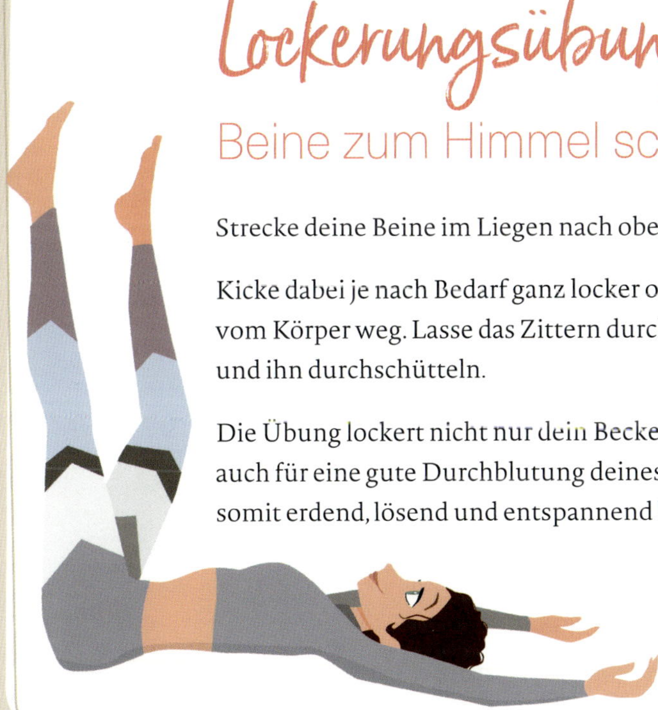

Strecke deine Beine im Liegen nach oben, und schüttele sie kräftig aus.

Kicke dabei je nach Bedarf ganz locker oder mit viel Power die Füße vom Körper weg. Lasse das Zittern durch deinen ganzen Körper hallen und ihn durchschütteln.

Die Übung lockert nicht nur dein Becken und deine Beine, sie sorgt auch für eine gute Durchblutung deines Beckens und Rückens und wirkt somit erdend, lösend und entspannend bei Rücken- und Regelschmerzen.

Übung at home

Vorspiel

Werden wir erregt, fließt Blut in die Wände der Vagina und wird dort gestaut. Sie wird also länger, während sie sich vorn verengt und so an jede Penisgröße anpassen kann.

Erst wenn alles prall und pulsierend ist, bist du bereit, den Penis aufzunehmen und den Sex zu genießen. Für deinen Partner wird der Sex so auch viel intensiver.

Es lohnt sich also für alle Beteiligten, das Vorspiel auszudehnen.

Fakten to know

Kettenreaktion advanced (1)

Grundposition im Liegen mit angewinkelten Beinen. Drücke nun mit dem Großzehengrundgelenk (Ballen) deines rechten Fußes sanft in die Erde. Nimm die Kettenreaktion von dort durch dein Fußgelenk, Knie und Hüftgelenk zum Becken und bis in den Beckenboden wahr.

Wiederhole die Übung 5-mal in Zeitlupe, lasse deine Beine zur Erde gleiten, und spüre nach. Wie fühlt sich dein rechtes Bein im Verglich zum linken an?

Wiederhole alles mit dem linken Bein, und spüre wieder nach.

Übung at home

Der Schlüssel zu einem guten Leben liegt nicht darin,
intellektuell zu wissen, was richtig ist.
Der Schlüssel liegt in unserer Fähigkeit,
die Information zu nutzen und entsprechend zu handeln.

#pussyyoga

Innerer Beckenkreis im Liegen

Stell dir vor, dass dein Becken auf einer Uhr liegt. Der obere Teil deines Kreuzbeins liegt dabei auf der Zwölf, und dein Steißbein liegt auf der Sechs, dein rechtes Hüftgelenk liegt auf der Neun und das linke auf der Drei.

Nun rollst du dein Steißbein nach oben, sodass der obere Teil deines Kreuzbeins auf die Zwölf drückt, dann weiter, bis der rechte Teil auf der Neun ist, dann weiter, bis dein Steißbein auf die Sechs drückt. Rolle geschmeidig weiter bis zur Drei und zur Zwölf.

Wichtig ist, dass du dir alle Zahlen der Uhr vorstellst und versuchst, so gleichmäßig wie möglich über jede einzelne zu rollen.

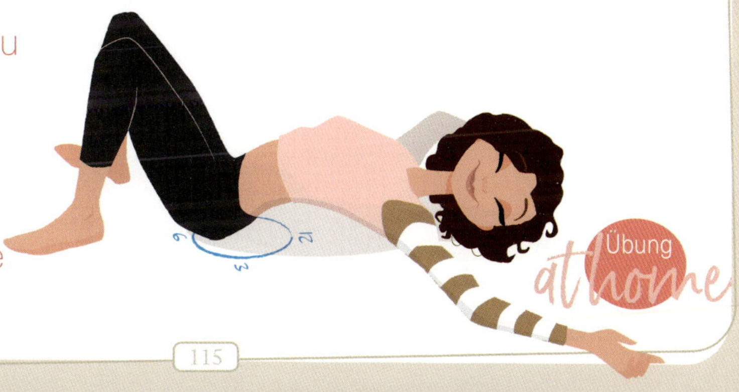

Übung zum Abgewöhnen

Sit-ups

Studien haben belegt, dass Sit-ups dem Beckenboden schaden, denn sie pressen alle Organe mit hohem Druck gegen ihn.

Probiere stattdessen Ganzkörperübungen, bei denen die Bauchmuskeln integriert beansprucht werden. Eine gute Übung ist die Planke und ihre vielen Varianten. Toll sind auch Übungen, bei denen du hängst und die Beine mit den Bauchmuskeln hochziehst.

Lasse uns heute mal die Basis-Planke ausprobieren. Probiere, 1 Minute in dieser Position zu bleiben.

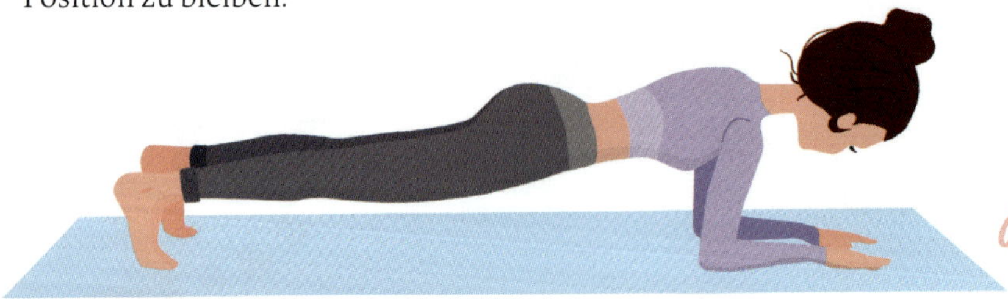

Übung at home

Sex macht mutig

Neueste wissenschaftliche Erkenntnisse zeigen, dass ein erfülltes Liebesleben und Orgasmen uns Frauen selbstbewusster, kreativer und mutiger machen. Ein geschmeidiges Becken und ein effektiv trainierter Beckenboden ermöglichen uns aber nicht nur wunderbare Orgasmen, sondern erzeugen auch eine selbstbewusst aufgerichtete Haltung und Straffung unseres Körpers, psychisches Wohlbefinden und eine tiefere Verbindung zu uns selbst.

Die sinnliche Wahrnehmung unseres Körpers wiederum ist nicht nur der einzige Weg, den Beckenboden zu finden und effektiv zu trainieren, sondern führt selbst zu einer neuen Verknüpfung von Körper und Geist und somit zu mehr körperlicher und psychischer Vitalität. Alles, was du hier lernst, ist ein Kreislauf von sich selbst verstärkenden Faktoren, die sich, einmal in Fahrt gekommen, gegenseitig zum Positiven beeinflussen.
Und das Beste ist: Alles, was du brauchst, ist bereits in deinem wunderbaren Körper angelegt.

Fakten to know

Beckenuhr auf dem Bauch (1)

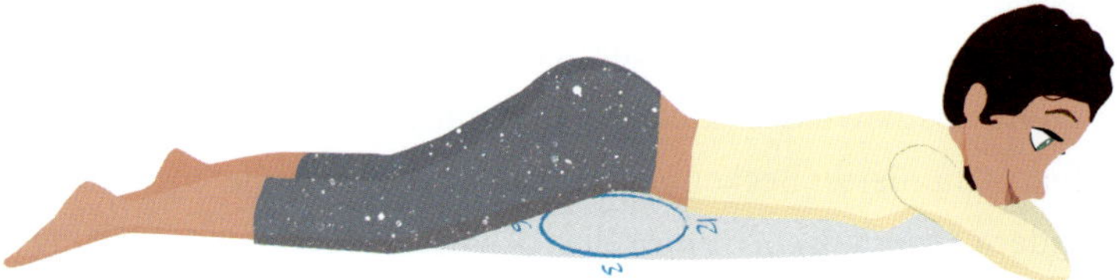

Grundposition: Lege deinen Kopf mit der Stirn auf deinen Händen ab, sodass deine Wirbelsäule gerade und entspannt bleibt. Stelle dir eine Uhr unter deinem Becken vor.

Kippe das Becken von der Sechs zur Zwölf vor und zurück – welche Muskeln werden hier aktiv?

Entspanne deine Pussy und deine Pomuskeln, und probiere verschiedene Varianten, um diese Bewegung möglichst leicht, sinnlich und effektiv zu machen. Spiele auch mit der Geschwindigkeit und der Größe der Bewegung.

Übung at home

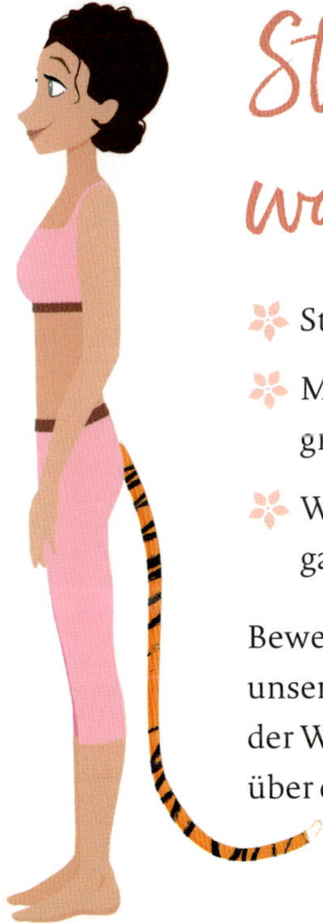

Steißbein als Schwanz wahrnehmen (3)

- Stelle dir im Liegen vor, dein Steißbein wäre ein richtiger Schwanz.
- Male Kreise mit der Spitze deines Schwanzes, mache sie immer größer, dann kleiner, und dann wechsle die Richtung.
- Wiederhole nun spielerisch alles, und nimm dieses Mal deine ganze Wirbelsäule, Kopf, Kiefer, Zunge und Augen dabei wahr.

Bewegt sich hier auch etwas in deinem Gesicht? Weil wir uns in unserer evolutionären Geschichte und heute noch als Embryos von der Wirbelsäule aus entwickeln, sind diese archaischen Funktionen über die Wirbelsäule tief miteinander verbunden.

Übung at home

Frauen, die sich ihres Beckenbodens sinnlich bewusst sind und ihn einzusetzen wissen, sind authentisch, kraftvoll und sexy. Sie sind mit sich selbst verbunden, wissen, was sie wollen, und haben die mentale Klarheit und körperliche Energie, um alles zu erreichen, was sie sich wünschen.

Beckenuhr auf dem Bauch (2)

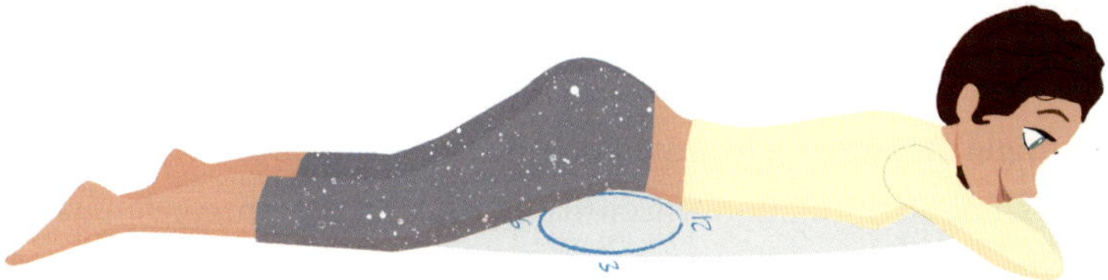

Grundposition: Lege deinen Kopf mit der Stirn auf deinen Händen ab, sodass deine Wirbelsäule gerade und entspannt bleibt. Stelle dir eine Uhr unter deinem Becken vor.

Rolle das Becken nun seitlich von rechts nach links, von der Drei zur Neun hin und her.

Beobachte, wie du diese Bewegung möglichst effektiv und dabei möglichst groß machen kannst. Ist eine Seite leichter als die andere?

Mache es mal langsam, mal so schnell du kannst.

Übung at home

Wann kommst du?

Die meisten Frauen können allein in weniger als vier Minuten kommen, brauchen aber mit einem Partner ungefähr zwanzig Minuten Ganzkörperstimulation und weitere zwanzig Minuten direkte Genitalstimulation, um zum Orgasmus zu kommen. Bereits kleinste Störungen können den Prozess verlängern. Männer können im Vergleich zu Frauen innerhalb von Sekunden angeturnt werden und innerhalb weniger Minuten kommen. Aber das ist kein Grund zur Sorge: In der Regel gibt es für Männer nichts Besseres als eine Frau, die Sex will, also nimm dir Zeit, und genieße deinen Weg zum Orgasmus im Bewusstsein, dass dein Partner sich an deiner zunehmenden Lust erfreut. Es gibt keinen Grund, etwas zu überstürzen, denn wenn du in Eile bist, verhinderst du alle nötigen physiologischen Prozesse für ekstatische Orgasmen und stellst alle Weichen auf Sex, der dich leer zurücklässt.

Fakten to know

Zarte Pussy-Atmung

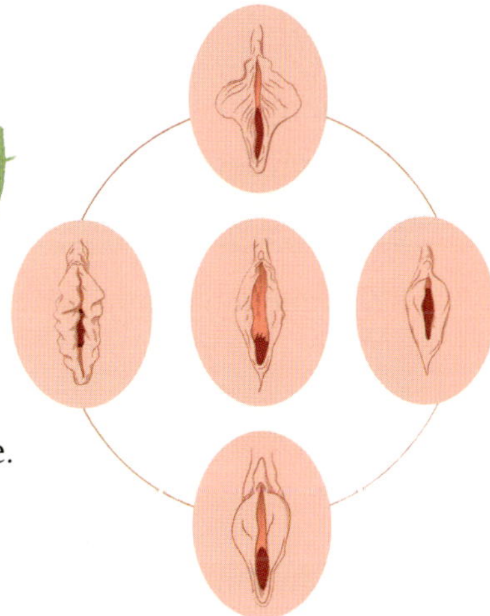

Wo auch immer du heute gehst und stehst,
stelle dir vor, deine Pussy könnte atmen,
atme durch sie ein, und atme durch sie aus.
Lasse sie dabei ganz entspannt, wie eine zarte Rose.

Das ist nicht nur verdammt sexy,
es weckt die Nervenenden
in deiner Pussy und macht sie sensibler.

Übung to go

Sexy und geschmeidig (4)

Diese Übung strafft nicht nur deine Silhouette, sie trainiert die kleinen, tiefen Muskeln um deine Wirbelsäule herum und entlastet so deinen Beckenboden.

- Stelle deine Füße etwas weiter als schulterbreit auf, und spüre in deinen Beckenboden hinein.
- Strecke deine Arme zur Seite, und schwinge deine Wirbelsäule von Seite zu Seite. Beobachte, wie sich deine Rippen seitlich öffnen und deine Wirbelsäule immer geschmeidiger wird.
- Versuche nun, eine liegende Acht mit deinem Brustkorb zu zeichnen, und lasse dich leidenschaftlich mitreißen.

Beobachte, wie sich dein Beckenboden bei dieser Bewegung aktiviert.

Übung at home

Beckenuhr auf dem Bauch (3)

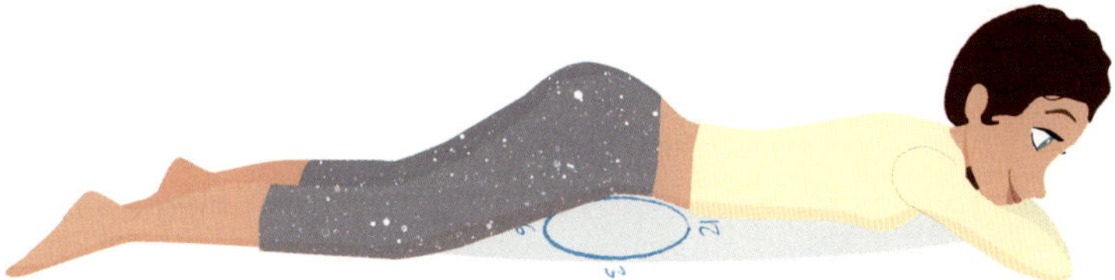

Grundposition: Lege deinen Kopf mit der Stirn auf deinen Händen ab, sodass deine Wirbelsäule gerade und entspannt bleibt. Stelle dir eine Uhr unter deinem Becken vor.

Rolle geschmeidig der Reihe nach über alle Zahlen.

Kreise in beide Richtungen und werde schneller.

Fühle, wie dein Becken bei diesem Kreisen deinen gesamten Körper bewegt, und lasse immer mehr los. Lasse dich mitreißen, bewege auch die Arme, und genieße deine Sinnlichkeit.

Frauen brauchen unbedingt knisternde Erotik und Begehren, um sexuell erregt zu werden und um starke Orgasmen empfinden zu können. Gerade in längeren Beziehungen, in denen es eine große Intimität gibt, geht die Erotik manchmal verloren. Deswegen ist es wichtig, dass du für dich selbst definierst, was du erotisch findest, und das kultivierst.

#pussyyoga

Deinen Turn-on kultivieren (1)

Wann findest du etwas oder jemanden sexy? Wie reagierst du auf dieses Gefühl? Welche Gedanken kommen auf?

Beobachte und fühle, was in deinem Körper passiert, wenn du erregt bist. Fühle die Energie, und lasse sie durch deinen Körper fließen.

Lerne auch, deinen Turn-on bewusst zur Seite zu schieben. Oft ist er schlicht und einfach nicht angebracht. Und du möchtest auch nicht alle Beziehungen und Interaktionen sexualisieren. Die Kunst ist, frei damit umzugehen und nicht verschämt.

Übung at home

Pussy Yin: Beine an der Wand absenken

- Lege dich so hin, dass deine Beine zur Decke zeigen und an der Wand lehnen.
- Öffne nun deine Beine, und lasse sie langsam zu beiden Seiten an der Wand entlang nach unten gleiten. Probiere, dich in der Position möglichst lange zu entspannen, indem du tief und ruhig atmest.

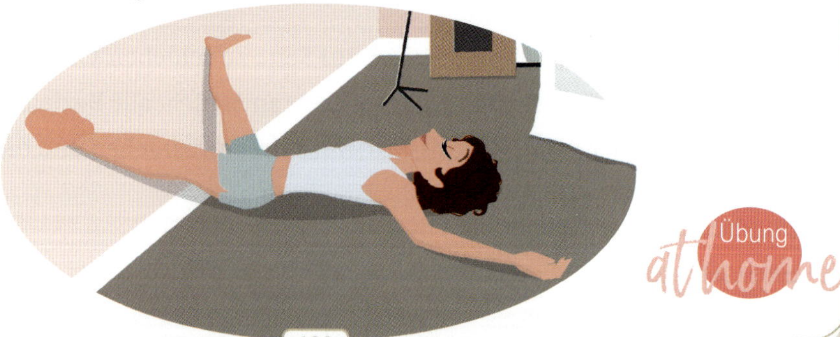

Körperpflegerituale

Deine Zeit für dich (2)

- Massiere deinen Körper beim Duschen, erfreue dich an jedem Körperteil, und spüre es ganz bewusst.
- Trockne deinen Körper ganz liebevoll ab.
- Wenn du dich eincremst, massiere deinen Körper und deine Füße mit Hingabe.

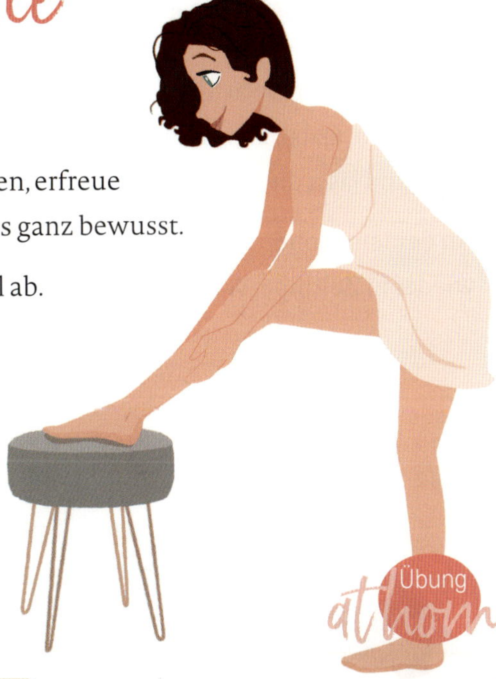

Übung at home

Perlenkette

Rolle im Liegen, vom Steißbein ausgehend, Wirbel für Wirbel dein Becken nach oben. Dabei ziehst du das Becken ganz vorsichtig wie in Zeitlupe hoch und lässt die Wirbelsäule möglichst lange schwer auf der Erde liegen.

An deinem Höhepunkt angelangt, behältst du dein Becken oben, während du, wieder in Zeitlupe, Wirbel für Wirbel deinen Rücken nach unten abrollst.

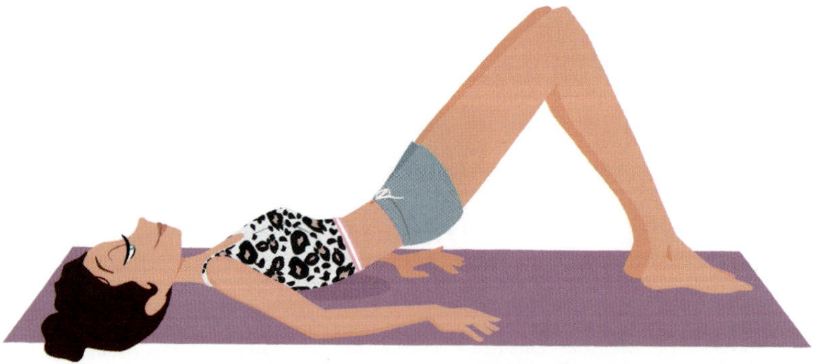

Übung at home

Sinn und Sinnlichkeit

Sinnlichkeit wird immer mit Sexualität gleichgesetzt, aber ich benutze den Begriff Sinnlichkeit als ein grundlegendes Lebensgefühl. Einen Seinszustand, in dem wir uns selbst und unsere Umwelt mit offenen Sinnen bewusst wahrnehmen und einen direkten Draht zu unseren Instinkten, unserer Intuition und unseren Emotionen haben und ihnen nicht unbewusst ausgeliefert sind. Ein Zustand, in dem wir in unserem Körper sind, uns im Moment befinden und uns völlig lebendig fühlen. Ein Zustand der Offenheit, Intensität, der Freude und der Liebe.

Fakten to know

Tiefe Hocke (2)

Komm, so locker es geht, in die tiefe Hocke.

- Wenn du die Endposition erreicht hast, bleibe hier, solange es bequem ist, und entspanne.
- Entspanne vor allem deinen Beckenboden, deine Hüftgelenke, deine Beckengelenke und deine Wirbelsäule. Fühle, wie alles immer mehr loslässt. Atme tief, und lasse noch mehr los.
- Komm am Ende mit dem Kopf führend und mit einem geraden Rücken wieder hoch.

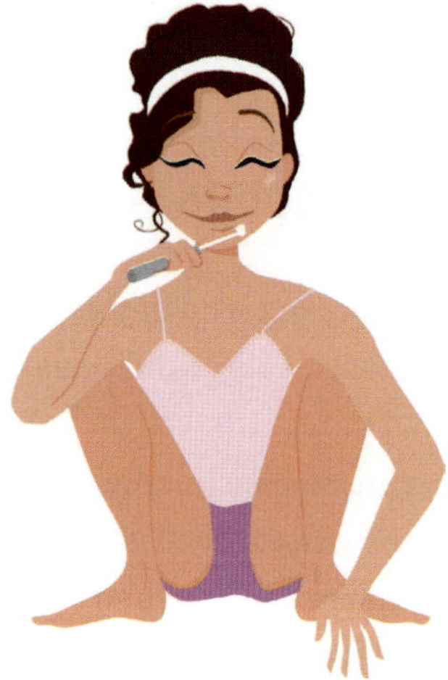

Tipp Wenn die Übung für deinen Körper nicht zu anstrengend war, wiederhole sie gern später im Laufe des Tages noch mal. Versuche sie, so oft du kannst, in deinen Alltag zu integrieren.

Übung at home

Wenn du dich nicht entscheiden kannst, gehe in die Richtung, die sich intensiv und aufregend anfühlt, weil sie potenzielle Expansion bereithält. Bleibe nicht am sicheren Ufer, lasse dich nicht von Ängsten zurückhalten. Spüre sie, und gehe weiter.

#pussyyoga

Beckenmassage

Öffnen aller Beckengelenke (1)

Grundposition: Ziehe im Liegen die Knie zur Brust, und nimm beide Knie in die Hände.

- Schiebe nun beide Knie zusammen von Seite zu Seite. Spüre, wie sich deine Oberschenkel in den Hüftgelenken bewegen und ob sich etwas in deinen Iliosakralgelenken zwischen den Hüftknochen und dem Kreuzbein tut.
- Kreise nun beide Knie zusammen mal nach links und mal nach rechts.

Tipp Diese Übung eignet sich wunderbar zum Entspannen vor dem Schlafen.

Übung at home

Hüfttwist im Liegen

- Hebe dein Becken auf eine bequeme Höhe, und schiebe abwechselnd die rechte und linke Beckenschaufel nach oben.
- Werde dir dabei der Kettenreaktion vom Fuß über das Knie zum Hüftgelenk und Beckenboden bewusst, und lasse das Becken immer entspannter hängen, ohne den Po zu aktivieren. Rolle sanft ab und entspanne.
- Probiere den Hüfttwist etwas schneller. Kannst du ihn so schnell machen, dass ein sanftes Schaukeln oder gar eine lockere Vibration entsteht?

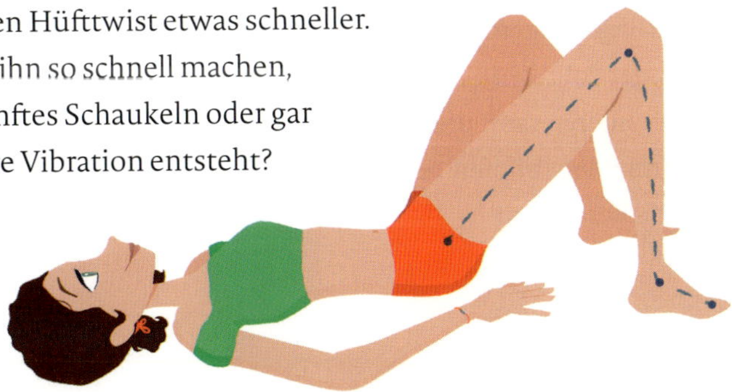

Übung at home

Bin ich feminin genug?

Ich finde es nicht produktiv, wenn Frauen sich bewusst weiblicher bewegen, kleiden oder benehmen wollen, weil sie denken, dass sie so ihrer Essenz als Frau näher kommen. Ich ermutige sie stattdessen, ihre Pussy und ihren Körper zu fühlen und ihren Instinkten zu folgen. Dann werden sie zu einem Blümchenkleid greifen oder zu einem Hosenanzug und Dinge machen, die ihnen guttun, die sich für sie stimmig anfühlen und sie ihren persönlichen Zielen näher bringen. Sie wählen nach ihren Instinkten und Fähigkeiten den Beruf der Stewardess, der Politikerin oder der Ingenieurin. Sie werden in einigen Situationen dominant sein, in anderen sanft und nachgiebig. Sie werden weinen oder kämpfen. Wenn sie aus ihrem Inneren schöpfen, reduzieren sie sich nicht in ihrer Ausdrucksfähigkeit als freies menschliches Wesen.

Fakten to know

Becken-Acht im Liegen

- Hebe dein Becken auf eine bequeme Höhe, und male eine Acht mit der Hüfte, indem du erst deinen rechten Hüftknochen höherbringst und dann das ganze Becken leicht nach rechts schiebst.

- Dann twistest du deine Hüfte, sodass dein linker Hüftknochen hochkommt, und schiebst nach links. Rolle langsam ab und entspanne.

- Bringe deine Hüfte erneut nach oben, und probiere, die Acht in die andere Richtung zu machen. Spiele mit Geschwindigkeiten, und wechsle immer wieder die Richtung.

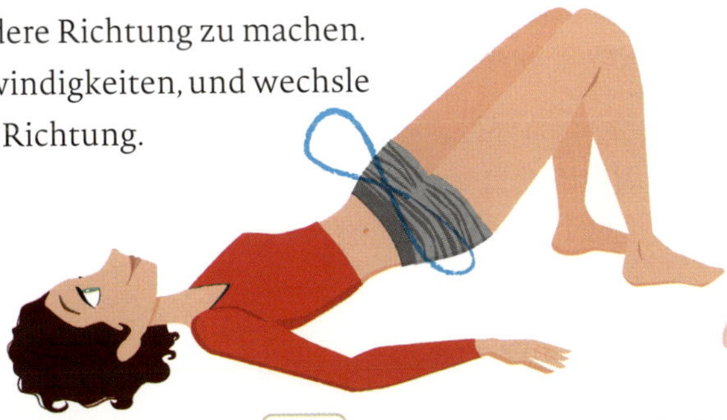

Übung at home

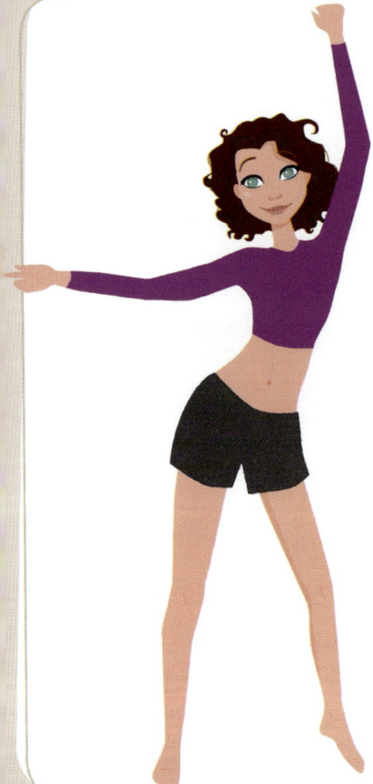

Frei tanzen (2)

Wenn dir deine Intuition ein Lied in den Kopf setzt, suche es auf YouTube oder einem Streaming-Dienst heraus, und lasse dich dazu treiben.

Höre das Lied auf Repeat, oder lasse dir vom Algorithmus weitere Vorschläge präsentieren.

Welches Lied kommt dir spontan in den Kopf?
Such es raus, und tanze frei!

Übung at home

Ich glaube, dass das Denken in Geschlechtern uns davon abhält, eine unbeschwerte Sexualität zu leben. Erwartungen an Männlichkeit und Weiblichkeit können uns in alten Holzschnittmustern von Sexualität gefangen halten. Probieren wir lieber intuitiv aus, was uns Spaß macht.

#pussyyoga

Detox und Straffung

Für deine Brüste (1)

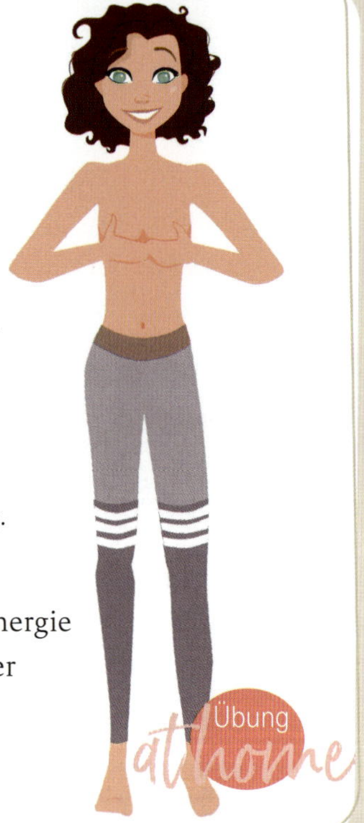

- Streiche mit beiden Händen von der Seite weit unter deinem Arm bis zur Brustwarze, immer wieder. Dann von dem Punkt zwischen den Brüsten wieder zur Warze, erst von unten, dann von oben.
- Fahre nun mit deiner rechten Hand um beide Brüste in einer vorgestellten liegenden Acht. Wechsle die Richtung. Nun führe beide Richtungen mit der linken Hand aus.
- Stelle dir vor, wie die Massage deine Brüste mit frischer Energie versorgt und sie gleichzeitig entgiftet. Erfreue dich an ihrer individuellen Schönheit und Sensibilität.

Po (1)

Unsere Gluteusmuskeln sind wichtige Gegenspieler des Beckenbodens.

- Lege dich auf den Rücken, und spanne deinen Po an, so kräftig es geht.
- Lasse nun los, und spanne nur eine Pobacke an, dann lasse diese los, und spanne die andere an, im Wechsel.

Spürst du, wie dein Körper vom Po geschaukelt wird? Wenn es nicht sofort klappt, bleib einfach dran.

Übung at home

Der Einfluss des Beckenbodens

Ein schlaffer oder verspannter Beckenboden bringt das Beckenskelett aus dem Gleichgewicht, was wiederum den gesamten Körper in eine schlechte Haltung zwingt. Organe können so nach unten abrutschen, und unter Umständen können sogar wichtige Nerven eingeklemmt werden, die dann deine sexy Empfindungen nicht mehr ungestört ins Gehirn funken können. Ein aktivierter Beckenboden wird zudem die Nerven in deinem gesamten Beckenbereich anregen. Er macht dich empfindlicher und »orgasmischer« und stärkt natürlich deine Pussy. Sie wird geschmeidiger, sodass sie sich das holen kann, was sie sich wünscht.

Fakten to know

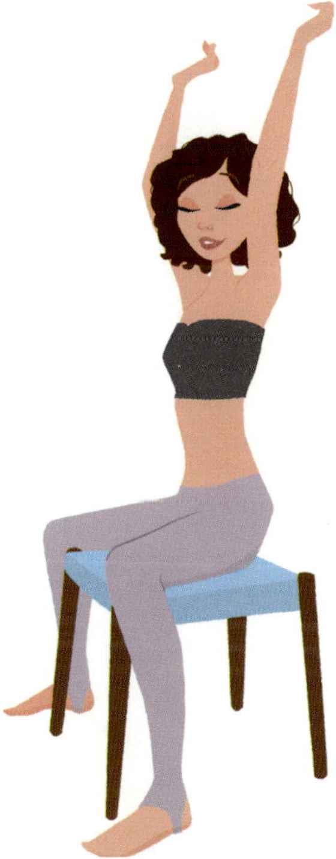

Schwerkraft und Leichtkraft genießen (1)

Hebe deine Brüste bewusst gegen die Schwerkraft nach oben, und bewege sie in sinnlichen Kreisen. Als Gegenspieler kannst du dir auch eine »Leichtkraft« vorstellen, die es dir leicht macht, dich locker und mühelos aufzurichten.

Nimm die Arme dazu, und genieße diesen sinnlichen Tanz.

Übung at home

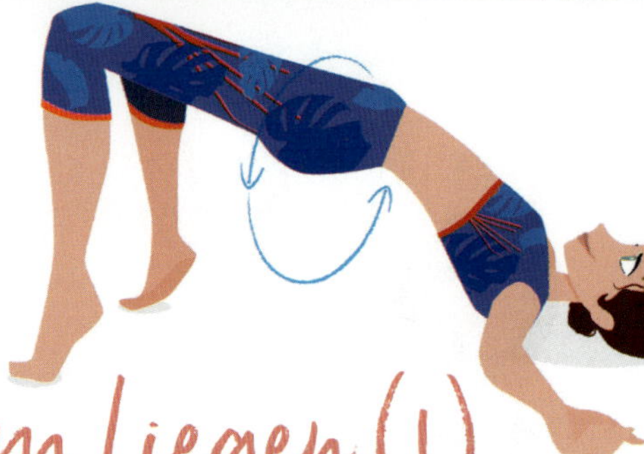

Riesige Beckenkreise im Liegen (1)

Bringe aus der Grundposition im Liegen dein Becken nach oben. Dann, so weit es geht, zur Seite, wobei der Rücken seine S-Kurve behalten kann. Anschließend wandert dein Becken nach unten und nach links.

So kreist du langsam in riesigen genussvollen Kreisen. Atme ein, wenn du dein Becken nach oben gehoben hast, und aus, wenn du es wieder nach unten absenkst.

Probiere die Übung auf Zehenspitzen, und lasse deine Arme sinnlich über die Erde oder über deinen Körper fahren, ganz so, wie dein Körper es mag.

Übung at home

Sex als Kunst

Bei uns hält sich hartnäckig das Vorurteil, dass wir alle von Natur aus Experten auf dem Gebiet der Sexualität sein müssten. Doch warum sollte das so sein? Im Gegensatz zu Tieren müssen wir beim Sex nicht nur das Nötigste tun, um uns zu vermehren, wir können den Liebesakt zu einer Kunstfertigkeit bringen, die unser Leben bereichert und uns emotional, spirituell und intellektuell auf ein neues Level bringt!

Fakten to know

Lust ist laut der Neurowissenschaftlerin, Psychotherapeutin und Sexualtherapeutin Dr. Nan Wise ein wichtiger Bestandteil von emotionaler Balance.

#pussyyoga

Vom Beckenboden aus die Beine steuern (1)

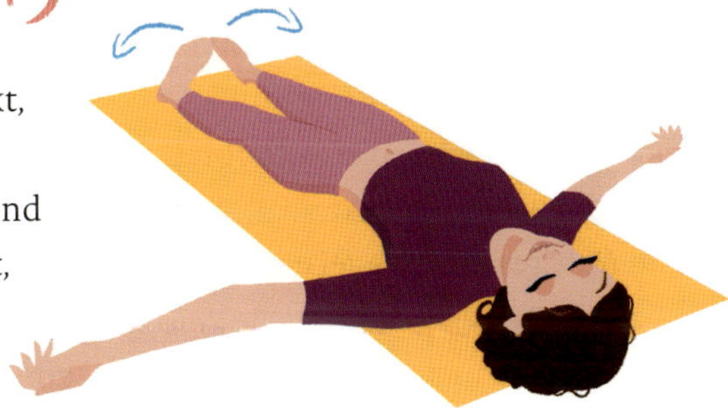

Deine Beine liegen hüftbreit ausgestreckt, deine Zehenspitzen zeigen zur Decke. Lasse deine Beine so ausgerichtet, während du sie aus dem Hüftgelenk heraus drehst, sodass deine Füße mal nach innen und mal nach außen zeigen.

Versuche, die Übung aus deinem Beckenboden heraus zu machen. Spüre deinen Levator ani in seiner Gänze, und schaue, wie du ihn dazu aktivierst: mal hinten, mal mehr an den Seiten. Beobachte auch, was in deinen Iliosakralgelenken passiert.

Übung at home

Power Pose

Stelle dich ganz normal hin, und beobachte, wie du dich fühlst.
Wie würdest du dein Selbstwertgefühl und deine Einstellung zum Leben auf einer Skala von 1 bis 10 einschätzen?

Jetzt stelle dir einen Timer auf 2 Minuten, und nimm folgende Haltung ein: Beine etwas mehr als schulterbreit auseinander und Arme in Siegerpose stolz nach oben ausgestreckt, so, als würdest du auf einem Podest stehen und stolz den Applaus eines begeisterten Publikums entgegennehmen. Wenn du den Effekt noch verstärken willst, tauche ganz ins Gefühl von Sieg und Erfolg ein, und beobachte deinen Körper und deinen Atem.

Wie fühlst du dich jetzt nach der Übung?
Wie sieht die ganze Welt nun aus?
Wie würdest du dein Selbstwertgefühl auf einer Skala von 1 bis 10 einschätzen?

Übung to go

Power Pose

Der Effekt der sogenannten Power Pose ist von Amy Cuddy an der Harvard Business School belegt worden: Teilnehmer, die beim Warten auf ihr Vorstellungsgespräch eine erhabene Haltung eingenommen hatten, wurden weitaus besser bewertet als Teilnehmer, die in einer gebückten Haltung warteten.

Nimm die Power Pose mit in dein Leben, und mache sie, wann immer du sie gebrauchen kannst. Sie hilft dir nicht nur, dich selbstbewusst zu fühlen und die Sonnenseite des Lebens zu sehen, sondern sie reduziert auch Ängstlichkeit und Stress, zwei Faktoren, die unsere Sexyness lähmen.

Diese Übung wirkt im Gegensatz zu Motivationssprüchen direkt über deinen Körper. Was dein Körper erlebt, ist seine Realität, und um eine Dissonanz zu vermeiden, entsteht in deinem Körper das entsprechende Gefühl.

Fakten to know

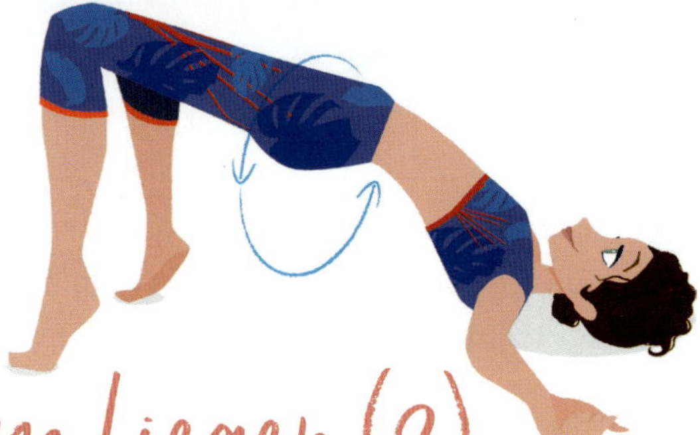

Riesige Beckenkreise im Liegen (2)

Wiederhole diese sinnlichen Beckenkreise.

Probiere beim Ausatmen Laute wie »Aaaa«, »Uuuu«, »Mmmm« oder »Schhhh«, oder finde Laute, die dein Körper gern machen möchte.
Die Laute lösen nach der Lehre des Tao Blockaden und werden deine Energie wieder in freieren Fluss bringen.

Probiere es aus, dein Körper wird es lieben!

Übung at home

Kiefer- und Beckenentspannung

Durch unsere Entwicklungsgeschichte gibt es eine direkte Verbindung von Becken und Kiefer. Du kannst es direkt in deinem Körper wahrnehmen: Wenn dein Kiefer verspannt ist, wirkt sich das auch auf dein Becken aus.

Öffne deinen Mund, und lasse deinen Unterkiefer richtig hängen. Stell dir vor, dass am hinteren Ende deines Unterkiefers, am Übergang zum Hals, kleine Bleigewichte hängen. Halte diese Position für 5 Minuten, und beobachte, wie sich das auf deinen Körper und auf deine Psyche auswirkt.

Schließe nun, ohne deinen Kiefer hochzuklappen, die Lippen.

Wie fühlst du dich?
Probiere diese Übung über den ganzen Tag.

Übung to go

Vom Beckenboden aus die Beine steuern (2)

Deine Beine liegen hüftbreit ausgestreckt, deine Zehenspitzen zeigen zur Decke.

Flexe deinen rechten Fuß, indem du die Zehen zu dir heranziehst, strecke links deine Zehen von dir weg, wie eine Ballerina, und wechsle die Seiten hin und her. Was macht dein Beckenboden hier? Kannst du die Übung aus dem Beckenboden heraus steuern?

Tipp Du kannst die Effekte auch wunderbar beim Autofahren spüren, wenn du Gas gibst, bremst oder schaltest. Aber achte schön auf die Straße ;)!

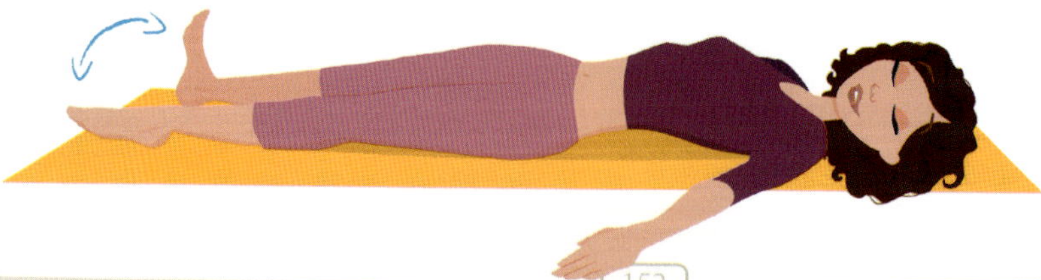

Übung at home

Beckenuhr im Stehen (1)

Für diese Übung kannst du dir deinen Beckenboden als Uhr vorstellen, die in vier Teile geteilt ist, die Zwölf ist auf dem Schambein, die Sechs auf dem Steißbein, die Drei auf dem rechten Sitzbeinhöcker, die Neun auf dem linken.

Nun lege einen Finger deiner linken Hand auf dein Schambein und einen Finger deiner rechten Hand auf deinen rechten Sitzbeinhöcker. Zwischen diesen beiden Punkten liegt der rechte vordere Teil deiner Beckenuhr. Fühle, wie er sich beim Atmen ausdehnt und zusammenzieht.

Mache diese Übung für mindestens 10 entspannte Atemzüge.
Wiederhole sie mit der anderen Seite.

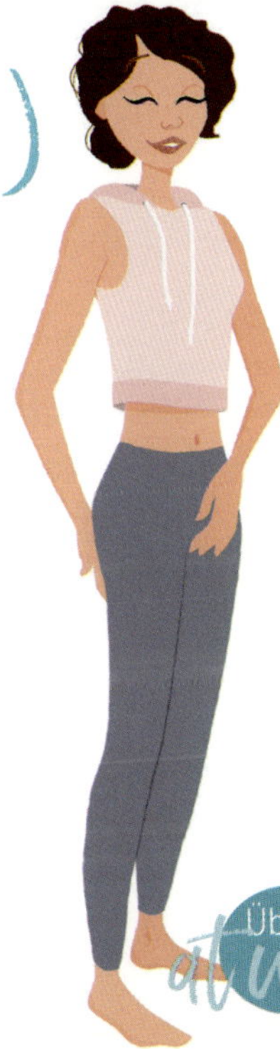

Übung at work

Das Leben darf leicht sein!

»Mehr bringt mehr«, »Nur wenn es anstrengend ist, ist es verdient« oder »Was einfach ist, ist wertlos« sind überholte Konzepte.

#pussyyoga

Schwerkraft und Leichtkraft genießen (2)

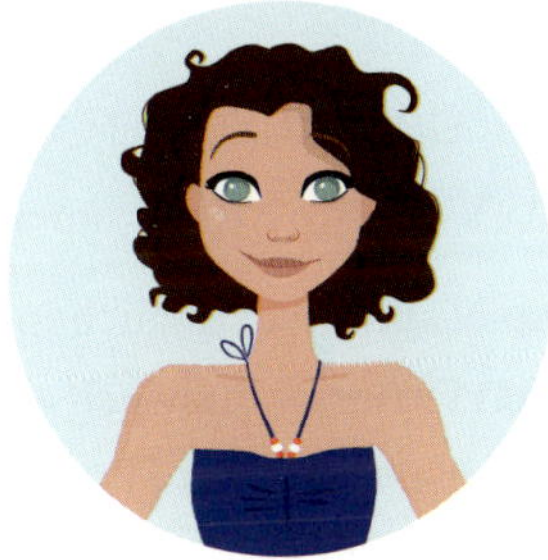

Stelle dir vor, dass deine Füße in magnetischen Schuhen zur Erde ziehen und der Rest deines Körpers , auch dein Beckenboden, von der Erde weg ins Universum fällt.

Nimm dieses Gefühl mit in den Alltag, und genieße die neue Leichtigkeit!

Übung to go

Von uns selbst entfernt

Es bringt nichts, uns einzelne schädliche Verhaltensmuster oder Süchte zu verkneifen.

Wenn du zum Beispiel aufhörst zu rauchen oder dich ständig zu überfressen, aber dann zum obsessiven Fitnesswahn wechselst, verlagerst du deine Sucht nur. Du kommst nicht an den Kern, du bleibst auf der Flucht, entfernst dich weiter von dir selbst, entfernst dich von deiner Lebendigkeit.

Meiner Erfahrung nach bietet nur die Integration von Körper und Geist und das Zurückerobern von intensivem, sinnlichem Fühlen eine Lösung für diese Entfremdung von uns selbst. Sie hat sich in den letzten Jahren sogar als einzige uns bekannte Herangehensweise bewährt, traumatisierte Menschen nachhaltig zu heilen.

Fakten to know

Vom Beckenboden aus die Beine steuern (3)

Schiebe abwechselnd mal rechts, mal links deine Ferse von deinem Becken weg, rein aus der Kraft deines Beckenbodens. Hier spürst du, wie du deinen Beckenboden dann auch beim Gehen aktivieren kannst.

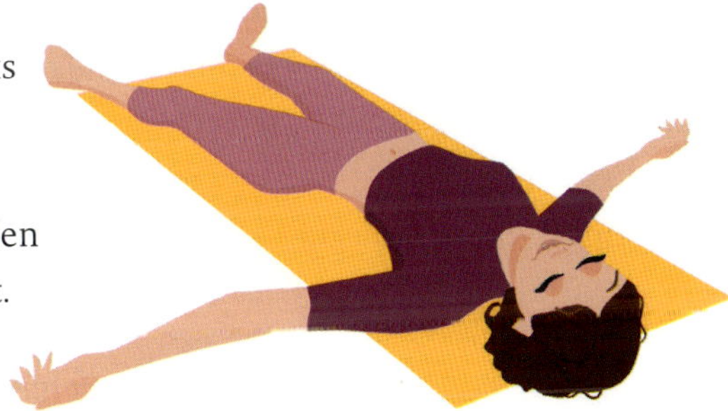

Tipp Spiele mit der Übung den ganzen Tag, wo immer du bist.

Übung at home

Massagen

Stelle dir vor, wie du dich fühlen würdest, wenn man dich wöchentlich massierte. Du wärst sinnlicher und entspannter. Und nach wissenschaftlichen Erkenntnissen auch um einiges gesünder. Denn die Massage ist die älteste Heilmethode der Menschheit. Jede Kultur hat ihre eigenen Formen entwickelt, denen unterschiedliche theoretische Prinzipien zugrunde liegen.

Buche heute eine Massage, oder mache einen Massagekurs mit deinem Partner oder einer Freundin, und tauscht euch aus!

Fakten to know

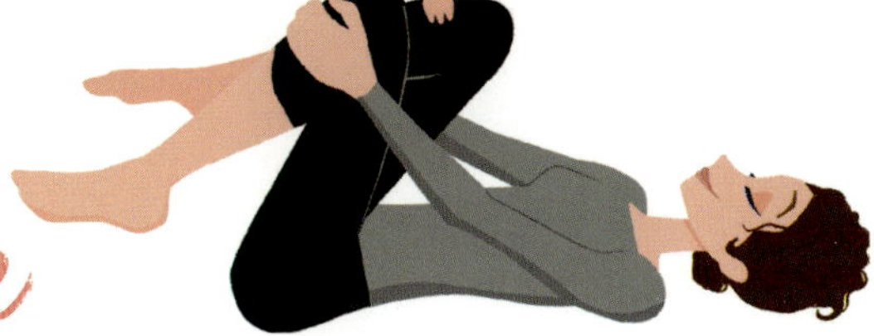

Beckenmassage

Öffnen aller Beckengelenke (2)

Ziehe im Liegen mit den Händen die Knie zur Brust.

Bewege deine Knie jetzt auseinander und wieder zusammen, dann einzeln vor und zurück. Spüre, wie sich deine Oberschenkel in den Hüftgelenken bewegen und ob sich etwas in deinen Iliosakralgelenken zwischen den Hüftknochen und dem Kreuzbein bewegt.

Tipp Konzentriere dich auf das genaue Spüren der subtilen Bewegungen in deinem Becken.

Übung at home

Es ist nicht eitel, seinen Körper mit Liebe zu behandeln.

Es ist ein Akt der Selbstliebe.

Und wir können andere nur so sehen und behandeln,

wie wir uns selbst sehen und behandeln.

#pussyyoga

Ein Orgasmus kommt nicht auf Knopfdruck

Für die meisten Frauen sind Erotik und Verführung unerlässlich, um sich körperlich und mental voll auf Sex einlassen zu können. Dabei spielt es keine Rolle, ob sie nun selbst verführen oder begehrt und verführt werden – wir müssen uns sexy fühlen!

Fakten to know

Beckenboden im »Plié« (1)

Stelle deine Füße etwas weiter als schulterbreit auseinander, die Zehen zeigen locker zu den Seiten, und lasse dein Becken in eine leichte Hocke sinken, bei der die Fersen auf der Erde bleiben. Dabei sind deine Knie immer über den Zehen ausgerichtet. Bewege dein Becken so ein paarmal hoch und runter.

Wenn du genau hinfühlst, wirst du merken, dass sich die Sitzbeinhöcker, wenn du nach unten gehst, voneinander entfernen, und dass sich die Darmbeinkämme oben annähern. Das Nach-oben-Kommen hat den gegenteiligen Effekt.

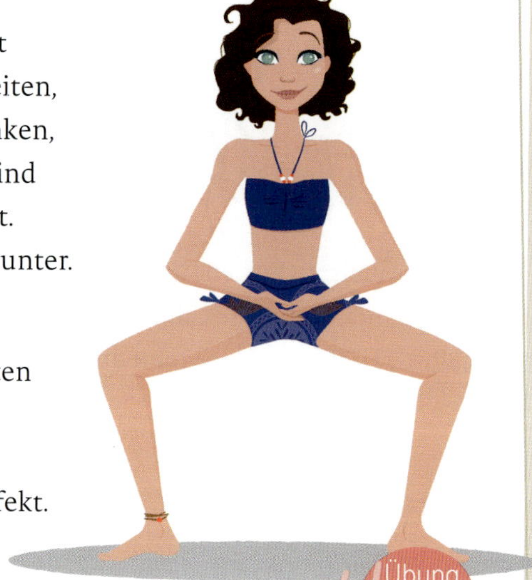

Versuche, diese Mikrobewegung im Geiste zu vergrößern.

Übung at home

Tiefengewebemassage des Brustkorbs (3)

- Besorge dir zwei Tennis- oder ähnliche Bälle. Lege dich auf eine Matte oder einen Teppich, und platziere die beiden Bälle ganz dicht nebeneinander, jeweils rechts und links von deiner Wirbelsäule auf Höhe deiner Brüste.
- Bleibe so 1 bis 5 Minuten liegen, atme tief, und lasse deinen Körper über den Bällen schmelzen. Stelle dir vor, wie er langsam zur Erde sinkt.
- Lege die Bälle weg, und spüre nach. Rolle über die Seite hoch, und beobachte, wie du dich fühlst.

Diese Übung hilft, deinen Oberkörper aufzurichten, was dein Becken ins Gleichgewicht bringt und deinen Beckenboden entlastet.

Übung at home

Loslassen? Wie geht das?

Kein Orgasmus ohne Loslassen, aber wie funktioniert Loslassen am besten? Die gute Nachricht ist, dass du es bei jeder Übung hier lernst. Durch das bewusste »In-den-Körper-Hineinspüren« wirst du immer besser darin, im Augenblick zu leben. Zudem werden dein Becken und deine Pussy jetzt viel besser durchblutet, dein Nervensystem hat eine direktere Verbindung zu deinem Becken, und du wirst leichter stimulierbar sein. Das macht es dir einfacher, dich von deinen Empfindungen und Gefühlen davontragen zu lassen.

Fakten to know

Je besser du dich selbst kennst,

desto besser kannst du deine Lust entfachen.

#pussyyoga

Beckenuhr im Stehen (2)

Für diese Übung kannst du dir deinen Beckenboden wieder als Uhr vorstellen.

Dann legst du einen Finger deiner linken Hand auf dein Steißbein und einen Finger deiner rechten Hand auf deinen rechten Sitzbeinhöcker. Massiere beide Punkte, zwischen ihnen liegt der rechte hintere Teil deiner Beckenuhr – Drei bis Sechs. Fühle, wie er sich beim Atmen ausdehnt und zusammenzieht. Mache diese Übung für ein paar Atemzüge, lasse dann deine Hände fallen, und spüre nach. Was hat sich nun verändert, wie fühlen sich beide Seiten an? Wiederhole diese Übung auch für die linke Seite deines Körpers.

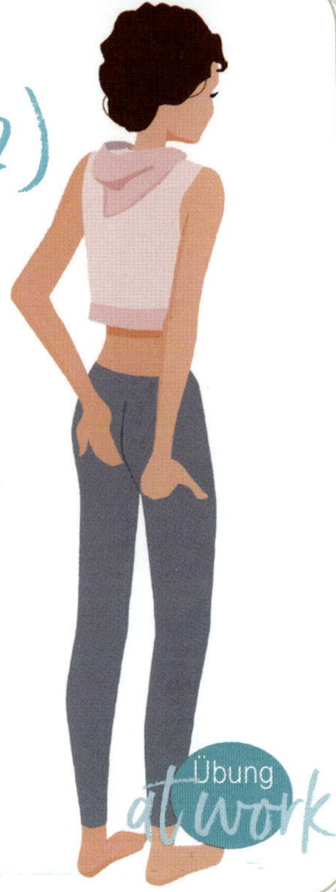

Po (2)

- Lege dich auf den Bauch, und spanne deinen Po an, so kräftig es geht.
- Lasse nun los, und spanne nur eine Pobacke an, dann lasse diese los, und spanne die andere an, im Wechsel. Spürst du, wie dein Körper vom Po geschaukelt wird?
- Spiele mit dem Rhythmus und der Geschwindigkeit, bis die Muskeln erschöpft sind, lasse dann gezielt los, indem du in die Muskeln hineinatmest.

Übung at home

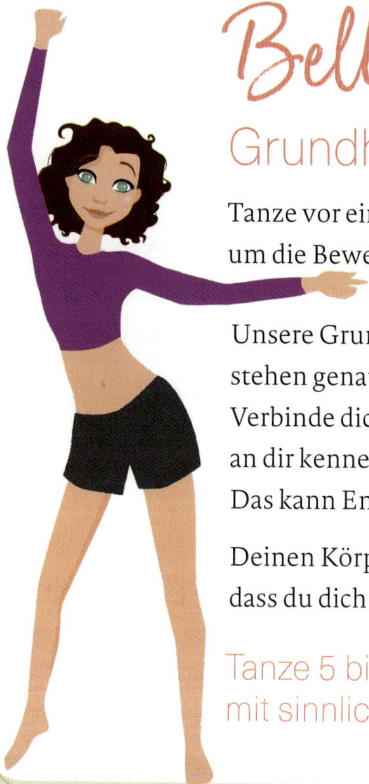

Bellydance

Grundhaltung und Tanz-Experiment

Tanze vor einem Spiegel, und schließe dabei immer wieder die Augen, um die Bewegung besser von innen zu fühlen und sinnlich zu genießen.

Unsere Grundhaltung ist aufrecht mit lockeren Knien. Die Füße stehen genau unter deinen Hüftgelenken und zeigen nach vorn. Verbinde dich mit deinem Becken, und lerne so ganz andere Seiten an dir kennen, die du bisher vielleicht noch nicht gelebt hast. Das kann Emotionen lösen und alte Blockaden aufbrechen.

Deinen Körper tanzend kennenzulernen, wird dazu beitragen, dass du dich schön und sexy fühlst und so noch freier beim Sex wirst.

Tanze 5 bis 20 Minuten freestyle mit sinnlicher Bewegungsqualität.

Übung at home

Nachspüren ist sexy

Heute wollen wir uns mit dem Nachspüren bei all unseren Übungen befassen: Gehe nach einer Übung deiner Wahl durch den Raum, und beobachte, was sich in deinem Körper verändert hat. Wie fühlt sich dein Gang an, wie fühlt sich dein Körper an, wie nimmst du deine Umwelt wahr? Es ist durchaus möglich, dass du jetzt viel präsenter bist, dass du schärfer siehst und dich leichter fühlst. Der Kern dieser Übung ist die wache Beobachtung.

Tipp Du kannst das, was du beim Nachspüren machst, auch in den Alltag mitnehmen. Wenn du an der Kaffeemaschine stehst oder an der Ampel, spüre, wie du stehst. Wenn du spazieren gehst, spüre, wie du gehst, wenn du auf einer Party tanzt, spüre, wie du dich bewegst. Bewusste, also sinnliche Bewegung ist immer sexy. Jeder, der dich anschaut, spürt, was du spürst. Probiere es aus, wenn du das nächste Mal verführerisch sein möchtest!

Übung at home

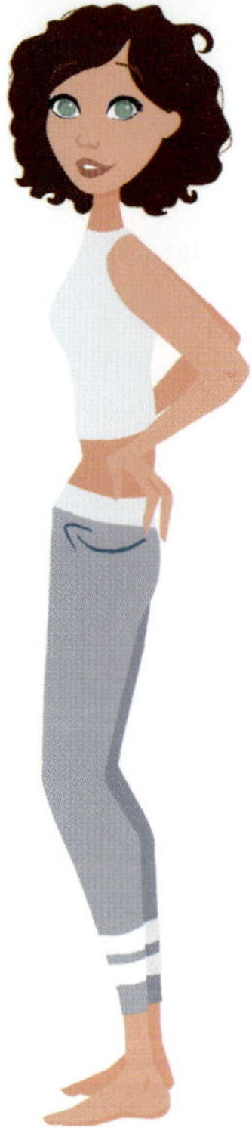

Beckenkippen (1)

- Kippe dein Becken langsam vor und zurück. Versuche, deinen Oberkörper zu entspannen und ruhig zu halten, sodass sich dein Becken nur unter dem Bauchnabel bewegt.
- Konzentriere dich auf die Bewegung deiner Sitzbeinhöcker. Wenn du genau hineinspürst, merkst du, dass sie sich dabei auch aufeinander zubewegen, wenn sie nach vorn kommen, und wieder voneinander weg, wenn sie zurückgehen.
- Schiebe sie nun mit der Kraft deines Beckenbodens bewusst zusammen, lasse dann los, und spüre nach, wie sie wieder auseinandergleiten.

Übung at home

Unser Körper ist der Zugang zu unserem Unterbewusstsein und der Spiegel unserer Seele. Je besser wir ihn verstehen, desto besser erkennen wir unser ganzes Wesen.

#pussyyoga

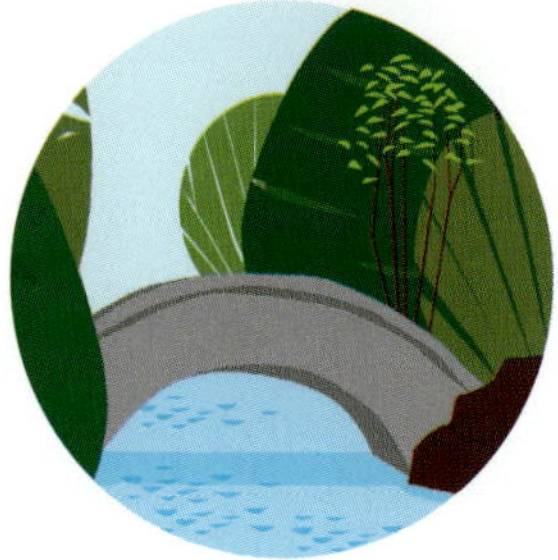

Treppab

Probiere heute bei jeder Treppe, die du hinabsteigst, dein Becken auf der Seite des jeweils unbelasteten Beins, das den Schritt macht, ganz loszulassen. So wird jeder Schritt zur Lockerungsübung und Massage.

Mache es dir zur Angewohnheit, immer die Treppe zu nehmen statt des Lifts, dein Körper wird es dir danken!

Übung to go

Sexy und geschmeidig (5)

- Stelle dich hüftbreit auf, winkle deine Arme vor deinem Oberkörper an, die Ellenbogen zeigen nach außen, die Hände nach innen.
- Beginne langsam, aus dem Zentrum deines Beckens heraus, deinen Oberkörper zu twisten.
- Spüre, wie die Bewegung im Becken beginnt und sich dann Wirbel für Wirbel bis zu deinem Kopf fortsetzt.
- Schwinge so lange hin und her, wie es dir guttut. Genieße diese Lockerung und das Training all deiner Rücken- und Bauchmuskeln.

So wird nicht nur dein Körper geschmeidig und dein Atem frei, du straffst auch deinen Taille und entlastest deinen Beckenboden.

Übung at work

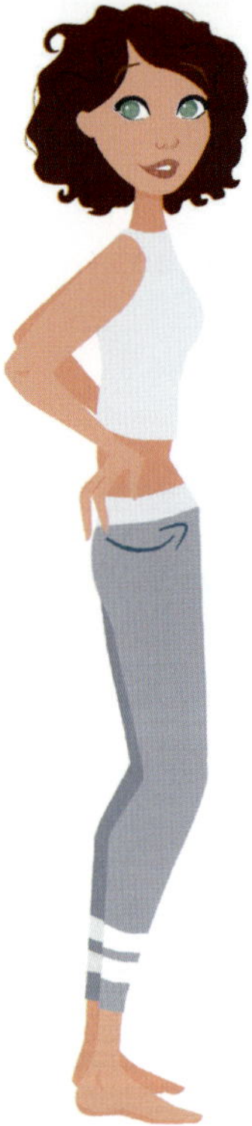

Beckenkippen (2)

- Kippe dein Becken langsam vor und zurück, und konzentriere dich auf die Bewegung deiner Sitzbeinhöcker. Schiebe sie mit der Kraft deines Beckenbodens bewusst zusammen, lasse dann los, und spüre nach, wie sie wieder auseinandergleiten.

- Mache die Bewegung mit dieser Beckenbodenaktivierung erst langsam, dann wie ein lockeres Stoßen und dann immer schneller werdend, bis es ein kontrolliertes Zittern ist.

Lasse es fließen, und entspanne dich, so weit es geht.

Übung at home

Sinnlich aufwachen (1)

Bevor du auf dein Handy schaust oder dich deinem Liebsten zuwendest, starte den Tag erst einmal bei dir selbst.

Wie fühlt sich dein Körper unter der Bettdecke an? Fühle die Schwerkraft, die dich zur Erde zieht. Fühle deinen Atem. Lasse die Gedanken ziehen, und lasse dich auf das pure Fühlen und sinnliche Wahrnehmen ein.

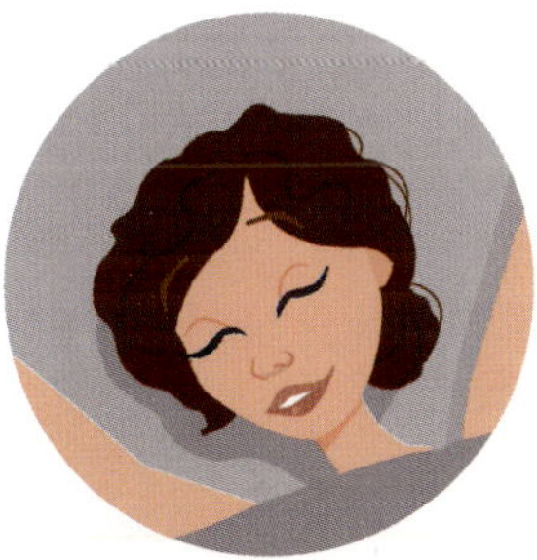

Ist es nicht ein herrliches Gefühl, den eigenen Körper zu spüren?

Was passiert, wenn du anfängst, tief zu atmen, und deinen Körper genüsslich streckst?

Übung at home

Der weibliche Rhythmus (1)

Bei uns Frauen verändern sich Lustempfinden und Selbstbewusstsein nicht nur mit unseren Lebensumständen, sondern auch mit unserem Zyklus. An unseren fruchtbaren Tagen fühlen wir uns unangreifbar und sexy, flirten mehr, sind bestimmender und abenteuerlustiger, kleiden uns aufreizender und werden von Männern als attraktiver eingeschätzt. Dabei sind Frauen mit einem natürlichen Zyklus ohne hormonelle Verhütung klar im Vorteil.

Ist dir schon mal aufgefallen, wie sich dein emotionales Leben im Laufe deines Zyklus verändert?
Weißt du, wann deine fruchtbaren Tage kommen?

Du wirst dich freuen zu hören, dass Pussy Yoga dazu beitragen wird, deine Hormone in Balance zu bringen, die Zykluslänge zu stabilisieren, PMS und Krämpfe zu mindern oder verschwinden zu lassen.

Fakten to know

Beckenkippen (3)

- Kippe dein Becken langsam vor und zurück.
- Richte den Fokus auf dein Steißbein, das untere Ende deiner Wirbelsäule, befestige dort im Geiste einen goldenen Faden, und ziehe diesen nach vorn zwischen deinen Beinen durch, wenn du deine Sitzbeinhöcker nach vorn bringst, und ziehe mit deinem Steißbein nach hinten, wenn du sie zurückbringst.
- Jetzt verlängere dein Steißbein in deiner Vorstellung zum Schwanz einer Löwin, und lasse ihn elegant vor- und zurückpendeln.

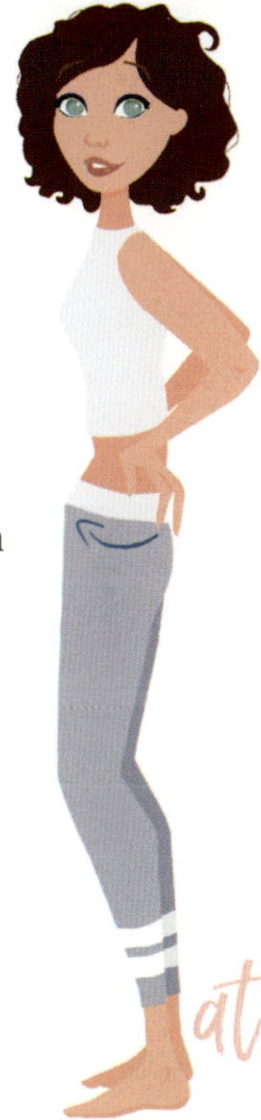

Übung at home

Der Schlüssel zur Lösung vieler unserer Probleme liegt direkt vor unseren Augen in unserem eigenen Körper versteckt. Das Einzige, was uns daran hindert, es zu erkennen und zu nutzen, sind unsere alten Gewohnheiten und Selbstbilder.

#pussyyoga

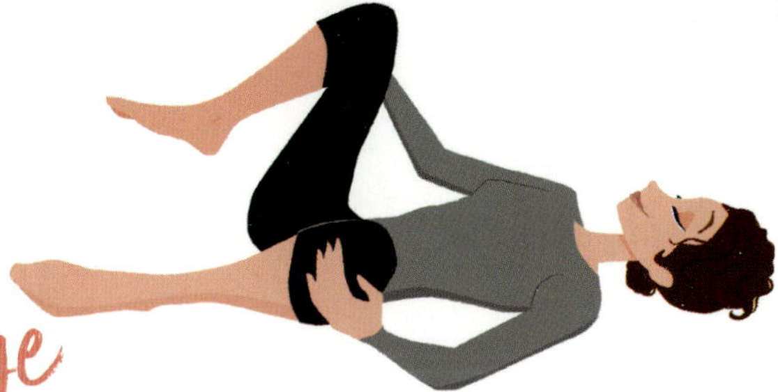

Beckenmassage

Öffnen aller Beckengelenke (3)

Ziehe im Liegen mit den Händen die Knie zur Brust.

Halte deine Knie zusammen, schiebe dann das rechte von dir weg, und ziehe das linke zu dir ran. Bringe die Knie dann zu den Seiten raus, und ziehe das rechte ran, und schiebe das linke weg. Probiere, sie gegengleich kreisen zu lassen.

Tipp Diese Übung eignet sich wunderbar zum Entspannen vor dem Schlafen.

Übung at home

Sanfter Bauch, offene Emotionen

Spüre heute den ganzen Tag immer wieder in deinen Bauch hinein, und lausche auf Emotionen. Was spielt sich in deinem Körper ab?

Versuche, bei allen Situationen einen weichen Bauch und offene Emotionen beizubehalten.

Achte darauf, was dein Körper dir heute sagen möchte.

Übung to go

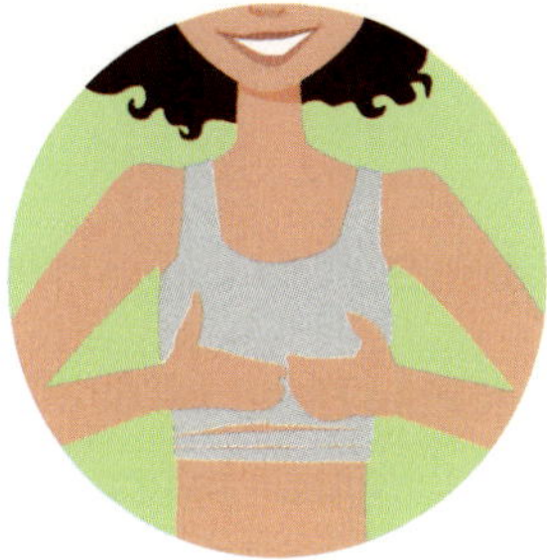

Schöne Brüste

Den heutigen Tag widmen wir der Sensibilität unserer Brüste.

- Wie geht es ihnen heute?
- Spürst du sie durch deine Kleidung?
- Fühlst du den Wind?

Spüre heute immer wieder in deine Brüste hinein.

Übung to go

Beckenkippen (4)

- Kippe dein Becken langsam vor und zurück.
- Nun lege eine Hand auf dein Kreuzbein, den Teil der Wirbelsäule, der zwischen den beiden Hüftknochen steckt, und beobachte, ob du eine leichte Nutation (ein Nicken) und eine Bewegung zwischen dem Kreuzbein und den Hüftknochen merkst. Keine Sorge, wenn du am Anfang noch nichts fühlst, alles kommt mit der Zeit.

Kannst du ausmachen, um welchen Punkt in deinem Becken sich die ganze Bewegung dreht? Es ist das Zentrum deines Beckens, wo Yogis das Sakralchakra verorten.

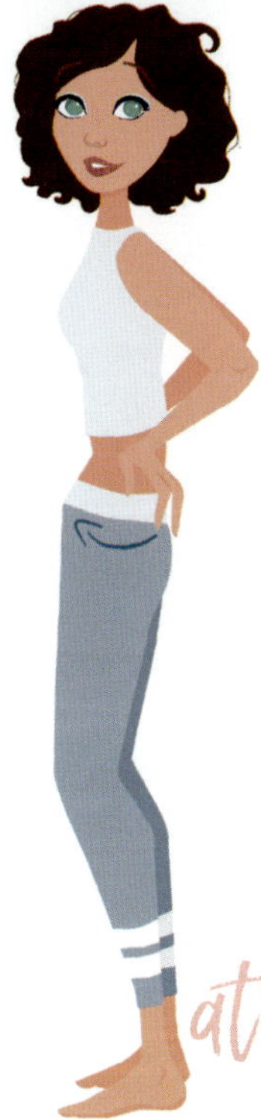

Übung at home

Faszination Haut (2)

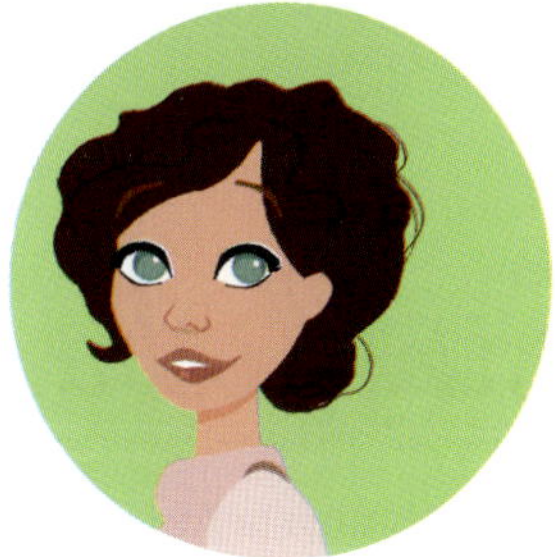

- Wie nimmst du deine Haut heute wahr?
- Wo kannst du sie gerade spüren?
- Kannst du deine gesamte Hauthülle auf einmal wahrnehmen?

Probiere, deine Hauthülle den ganzen Tag über immer wieder bewusst zu spüren.

Übung to go

Sinnliche Achtsamkeit

Wenn wir unsere Aufmerksamkeit auf unsere Sinneswahrnehmung lenken, befinden wir uns im Hier und Jetzt. Wir nehmen wahr, was jetzt gerade ist, ohne uns über Vergangenes zu ärgern oder um Zukünftiges zu sorgen. Das heißt nicht, dass wir vor unseren Problemen davonlaufen, wir verlagern nur den Fokus unseres Bewusstseins.

Tiefenentspannung für Becken und Organe (2)

Immer wenn du eine kleine Pause machst, sei es im Büro, in der Bahn oder im Wartezimmer: Fühle deinen Körper, und lasse alles, was dir in deinem Becken und Bauchraum bekannt ist, in die Erde fallen: Pussy, Gebärmutter, Eierstöcke, Dünndarm, Dickdarm, Blase. Dann weiter zu den Nieren, Nebennieren, zu Magen, Lunge und Herz …

Gehe immer wieder durch alle Organe, bis du völlig entspannt bist.
Wenn du willst, sprich zu deinen einzelnen Organen: »Du darfst dich jetzt ausruhen.«

Genieße die Entspannung, solange du Zeit hast.

Übung to go

Die Verhaltensweisen und Eigenschaften,
die wir opfern, um in der Familie oder Gesellschaft
angenommen zu werden, sind genau die Eigenschaften,
nach denen wir uns unser Leben lang sehnen.
Alles, wonach wir uns sehnen, ist also
bereits in uns selbst angelegt – sonst würden wir
es nicht so schmerzlich vermissen.

#pussyyoga

Beckenwippen (1)

Grundposition: Das Gewicht bleibt während dieser Übung gleichmäßig auf beiden Füßen verteilt.

Beuge dein rechtes Knie, während dein linkes locker stehen bleibt. Dann wechsle die Knieposition immer wieder, sodass in deiner Hüfte ein lockeres Wippen entsteht. Dein Oberkörper bewegt sich nicht, lasse ihn einfach locker über deinem Becken schweben.

Wo ist der Mittelpunkt der Bewegung? Es ist das Zentrum deines Beckens, dort, wo Yogis das Sexualchakra verorten.

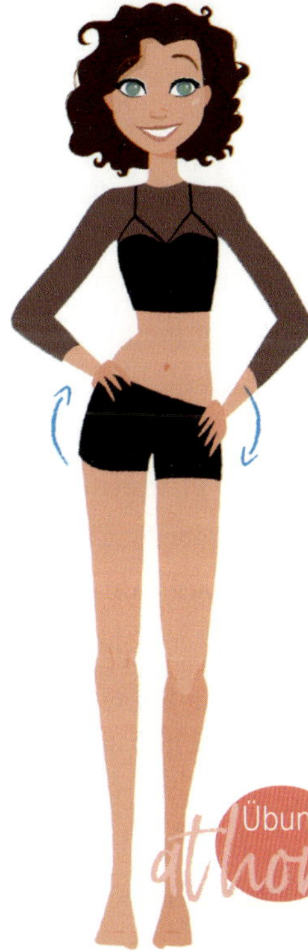

Übung at home

Wurzelchakra (Muladhara)

Das Wurzelchakra befindet sich direkt im Beckenboden am Damm. Es steht für Sicherheit, Überleben, Heimat, Familie und jegliche Art von Gruppenzugehörigkeit sowie für unsere Arbeit und materielle Sicherheit. Ist dein Wurzelchakra in Balance, fühlst du dich sicher und zu Hause auf diesem Planeten. Du bist Teil der Gesellschaft, der du angehörst, ohne von ihr abhängig zu sein. Du bleibst selbst in schwierigen Situationen entspannt, klar und geerdet. Du bist sinnlich, ganz im Hier und Jetzt. Ist dein Wurzelchakra aus der Balance, fühlst du dich unsicher, beurteilst deinen Körper von außen, isst Ungesundes und vernachlässigst dich. Du hast Schwierigkeiten, deine Ideen umzusetzen. Du neigst dazu, alles sinnlos zu finden – bis hin zur Depression. Du beteiligst dich nicht aktiv am Weltgeschehen oder in der Gesellschaft.

Wurzelchakra-Meditation

Nimm dir 5 bis 20 Minuten Zeit. Beginne die Meditation, wie in der Beckenbodenmeditation auf Seite 58 beschrieben, und richte nach ein paar Atemzügen deine Konzentration auf den Bereich deines Wurzelchakras am Damm zwischen Vagina und After.

Das ist ein sehr kraftvoller Punkt, es kann sein, dass du direkt eine starke Durchblutung oder ein Pulsieren wahrnehmen kannst, oder deine Sexualität ganz kraftvoll erwacht.

Lasse alles zu, lasse alles fließen.
Öffne dich für innere Bilder und Assoziationen.

Übung at home

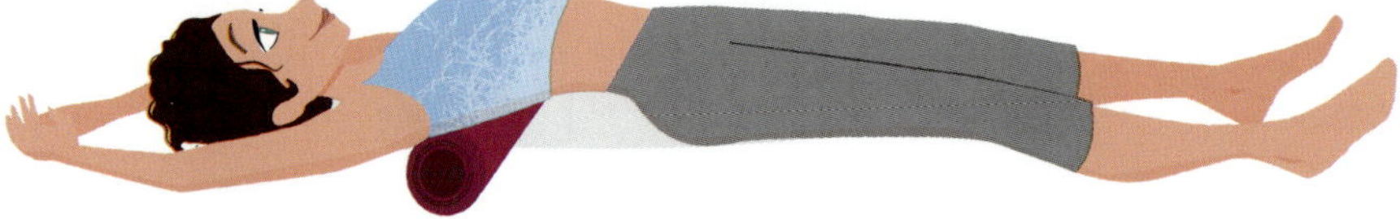

Pussy Yin: Torso-Stretch

- Lege dir deine Rolle (gerollte Yogamatte oder Handtuch) bereit, und platziere dich mit deinem Oberkörper an der Stelle, wo die Rippen unten anfangen, genau im 90-Grad-Winkel. Entspanne hier ein paar lange Atemzüge.
- Rolle ein paar Zentimeter weiter, sodass du mit dem Kopf näher an die Rolle herankommst. Rolle so weit hoch, wie es für dich angenehm ist, und stütze deinen Kopf bei Bedarf mit deinen Händen ab. Rolle wieder zurück.
- Entferne die Rolle, und spüre im Liegen nach.

Übung at home

Sinnlichkeit macht schlank und schön

Wenn wir unser Essen mit allen Sinnen wahrnehmen und bewusst konsumieren, entspannen wir uns und aktivieren unser parasympathisches Nervensystem. Nur so ist unser Körper überhaupt erst in der Lage, alle wichtigen Mechanismen einer guten Verdauung zu aktivieren und somit möglichst viele Nährstoffe aus der Nahrung aufzunehmen.

Wenn wir unser Essen unbewusst herunterschlingen, hat unser Körper das Gefühl, dass er noch mehr Nahrung braucht, und wir überessen uns. Wenn wir uns überessen, ist unser Verdauungssystem mit der Menge an Essen überfordert und kann sie wiederum nicht verdauen. Die Folge ist Energiemangel, Abgeschlagenheit und Stress. Was wiederum bald für Hunger sorgt.

Fakten to know

Beckenwippen (2)

Feiner Shimmy

Wir beginnen ein lockeres Beckenwippen.

Wenn es langsam schon gut klappt, beschleunige die Bewegung, und spiele mit dem Tempo. Am besten geht das zu rhythmischer Musik

Dabei hast du noch die volle Kontrolle über die Bewegung deiner Hüfte, alles passt perfekt zu Takt und Rhythmus.

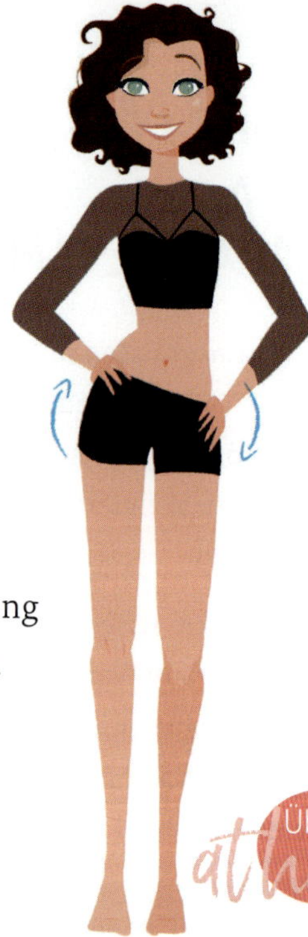

Übung at home

Das Wurzelchakra befindet sich im Beckenboden. Nur wenn unsere Wurzeln stark und fest in der Erde verankert sind, können wir richtig aufblühen. Nur wenn unser Beckenboden stark und gut integriert ist, steht uns unsere volle Lebenskraft zur Verfügung.

#pussyyoga

Deine sinnliche Natur

Nichts verbindet uns so schnell mit unseren Sinnen, unserem Körper und unseren Instinkten wie der Aufenthalt in der Natur! Nimm Körper, Geist und Seele täglich mit hinaus! Genieße, wo du bist, was du riechst, spürst und wie dein Körper den Elementen ausgesetzt ist.

Ob du in der echten Wildnis lebst oder im urbanen Dschungel: Lasse das Wetter deine Seele durchdringen. Tauche ein, und fühle die Feuchtigkeit des Herbstabends, die schwüle Hitze des Sommers, die Trockenheit der Winterkälte. Lasse die frische Brise oder den wilden Sturm deine Haut liebkosen und mit deinen Haaren spielen. Höre die Blätter in den Bäumen rauschen, deine Schritte im Kies. Fühle die Kraft des ewigen Verkehrsstroms auf der Straße. Atme die frische Luft tief ein und mit ihr die Gerüche der Natur. Rieche den Wind, die Bäckerei, die Abgase!

Fühle, wie du ein Teil von allem bist.

Übung to go

Sinnliche Kopfbewegungen

Sanftes Kopfkreisen lockert einen steifen Nacken und ermöglicht es dir, dich im Bett sinnlich zu rekeln und zu strecken. Wenn du beim Sex reitest, kannst du so noch viel mehr Spaß haben ;-).

- Bringe dein Kinn abwechselnd in Richtung Bauchnabel und Decke, beuge erst den obersten Wirbel, der sich bereits auf Höhe deiner Ohren befindet, und rolle dann ab.
- Ziehe deine Ohren abwechselnd ganz vorsichtig zu den Schultern, beuge erst den obersten Wirbel, und rolle dann ab.
- Drehe deine Kopf horizontal nach rechts und links.
- Kreise deinen Kopf vorsichtig, und spüre, wie sexy das sein kann.

Übung at home

Beckenwippen (3)

Schneller Shimmy

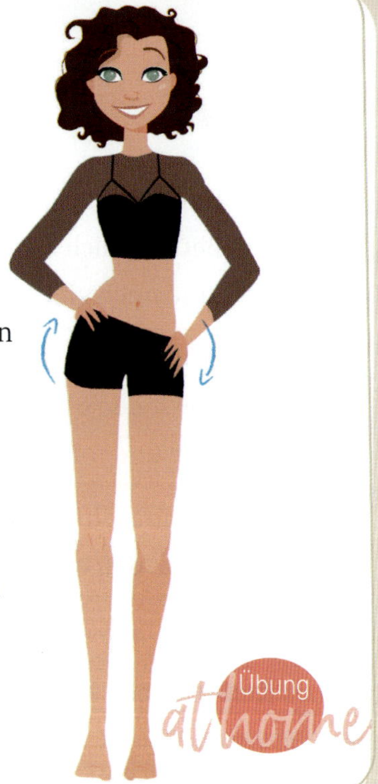

Wir starten mit der Hüftwippe.

Werde immer schneller, und beobachte, wie dein Becken in eine Vibration versetzt wird. Erst kontrolliert, dann völlig frei. Atme entspannt, und fühle die Energie, die in deinem Körper aufsteigt.

So schnell ausgeführt wird diese Bewegung in vielen archaischen Kulturen benutzt, um Ekstase zu erreichen oder Traumata loszulassen. Sie hilft, das Becken und den ganzen Körper zu lockern.

Mystisches Bewusstsein

Albert Einstein hat einmal gesagt, dass die schönste Emotion, die wir erfahren können, die mystische ist. Sie sei die Kraft in aller wahren Kunst und Wissenschaft. Ein Mensch, dem diese Emotion fremd ist, der nicht von Ehrfurcht ergriffen vor dem Wunder des Lebens steht, sei so gut wie tot.

Nur wenn wir unsere Sinne einschalten, können wir diese Mystik empfinden. Meditation, Tanz, Yoga, Martial Arts, das alles sind gute Tools, doch es ist nicht das, was wir tun, das uns weiterbringt, sondern das, wie wir es tun. Solange wir ehrgeizig versuchen, alles zu meistern, halten wir uns selbst von unserer eigenen Quelle fern.

Wenn wir uns diesen Disziplinen und dem Leben selbst mit offenen Sinnen hingeben, finden wir Zugang zum tiefen Bewusstsein, dessen Teil wir alle sind.

Faszination Haut (3)

Spüre heute ganz bewusst mit deiner Haut: den Lufthauch im Nacken, wie deine Kleidung aufliegt, den Boden unter deinen Füßen.

- Wo bist du besonders empfindlich?
- Ist es nicht großartig, in deiner eigenen Haut zu leben?

Beobachte das den ganzen Tag über.
Was macht es mit dir?

Übung to go

Innerer Beckenkreis

- Stelle dich hüftbreit auf. Dein linkes Bein ist gebeugt, dein rechtes gestreckt.
- So kommt deine rechte Hüfte nach oben, kippe dann dein Becken nach vorn, sodass die Sitzbeinhöcker zusammenkommen und dein Beckenboden sich aktiviert. Bringe jetzt deine linke Hüfte nach oben, und lasse dann alles los.
- Verbinde nun alle vier Eckpunkte zu einer Art Kreis, der in der Mitte deines Beckens stattfindet.
- Tanze diesen Kreis in allen möglichen Variationen, konzentriere dich auf das Zentrum deines Beckens, und lasse dich davontragen.

Tipp Diese Übung kannst du täglich machen – einfach Musik an, und los geht's!

Übung at home

Der Begriff »Pussy«

Das Wort Pussy wird heute zwar auch noch als Schimpfwort benutzt, aber viele moderne Feministinnen verwenden es selbstbewusst. Sie erobern die Nutzung und Bedeutung für sich selbst. Beispiele sind die Bands »Pussy Riot« und »Perfect Pussy«, die »Pussy Grabs Back«- Protestbewegung gegen den Sexismus von Donald Trump, der feministische New-York-Times-Bestseller »Pussy« von Regena Tomashauer oder die Sendung »Pussy Terror« der deutschen Komikerin Carolin Kebekus.

In dieser jungen feministischen Tradition steht auch »Pussy Yoga«. Lasst uns das Wort Pussy zurückerobern und selbstbewusst benutzen. Lasst uns selbst bestimmen, was das Wort Pussy für uns bedeutet.

Fakten to know

Seitschieben mit Kettenreaktion (1)

Schiebe deine Hüfte mit leicht gebeugten Knien locker von Seite zu Seite, der Oberkörper bleibt dabei unbewegt.

Beide Hüftknochen sollen auf gleicher Höhe, parallel zur Erde bleiben. Das schaffst du, indem du, wenn deine Hüfte nach rechts schiebt, gleichzeitig das rechte Bein etwas mehr beugst.

Da, wo du deine Hüfte hinschiebst, verlagerst du auch dein Gewicht hin. Jetzt aktivieren wir dabei den Beckenboden: Drücke jeweils den belasteten Fuß in die Erde. Spürst du die Reaktion abwechselnd in den beiden Beckenbodenhälften?

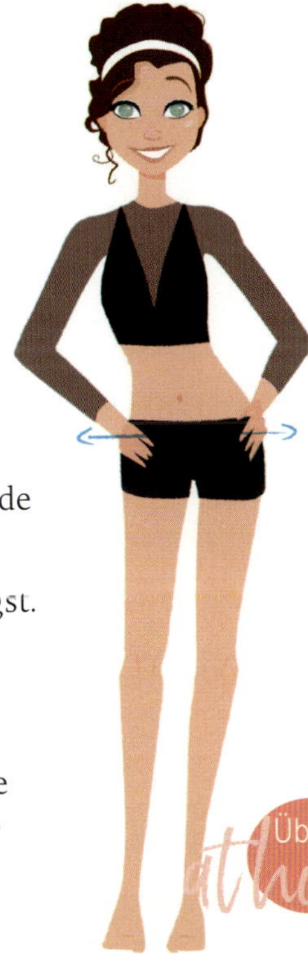

Übung at home

Nur wenn du dich selbst liebst,

bist du überhaupt fähig, Liebe zu empfangen

und dich geliebt zu fühlen.

#pussyyoga

Energieschütteln

- Nimm dir 10 Minuten Zeit, um deinen Körper kräftig durchzuschütteln. Stelle dir dafür am besten einen Timer.
- Starte mit dem rechten Fuß, dann schüttle den Unterschenkel aus dem Knie und im Anschluss das ganze Bein aus dem Hüftgelenk. Wechsle die Seite.
- Schüttle dann deine rechte Hand, den Unterarm und dann den ganzen Arm aus der Schulter heraus. Im Anschluss ist die linke Seite dran.
- Schüttle jetzt deinen ganzen Körper, indem du mit deinen Knien wippst. Genieße die Vibration, und höre nicht auf, bis die 10 Minuten um sind!

Komme zur Ruhe, und spüre nach. Wie fühlst du dich?

Übung at work

Die Gedanken sind frei

Zum größten Teil sind wir uns unserer Gedanken nicht bewusst. Wenn du es also schaffst, hin und wieder oder für längere Zeiten aus dem Gedankenkarussell auszusteigen, wirst du lernen, dich nicht übermäßig mit deinen Gedanken zu identifizieren, und in Folge dessen klarer sehen und präziser denken. Wenn wir lernen, unseren Geist bewusst zu nutzen, öffnen wir uns zudem für Einsichten aus unserer Intuition.

Setz dich heute für 5 bis 20 Minuten hin, und beobachte deine Gedanken. Ist es dir möglich, an nichts zu denken? Was passiert, wenn du es versuchst?

Übung at home

Seitschieben mit Kettenreaktion (2)

Schiebe deine Hüfte locker von Seite zu Seite.

Drücke deinen rechten Fuß in die Erde, wenn du deine Hüfte nach rechts schiebst, und spüre die Kettenreaktion über deine Gelenke bis zur rechten Seite des Beckenbodens. Wir können beide Seiten gezielt einzeln ansteuern.

Stelle dir vor, dass du vom Beckenboden aus in die Erde drückst. Drücke so fest, dass sich der unbelastete Fuß leicht von der Erde heben lässt. Laufe mit dieser Bewegung. So übt dein Beckenboden, sich bei jedem Schritt zu aktivieren.

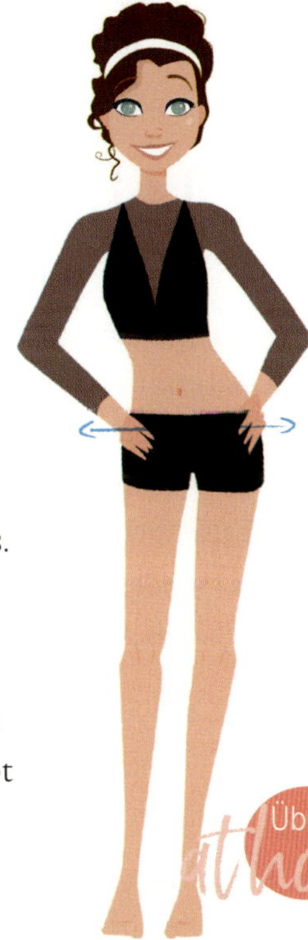

Übung at home

Der Weg ist das Ziel

Um Sex völlig genießen zu können und »orgasmisch« zu werden, müssen wir den Orgasmus als Ziel erst mal loslassen. Wir müssen uns ganz auf unser Empfinden fokussieren und den Weg genießen, ohne das Ziel zu kennen. Bei jedem Liebesspiel, bei dem du dich mehr auf deinen Körper und seine Weisheit einlässt, bildet dein Gehirn neue Synapsen. Du lernst also, dich in Richtung eines sinnlichen Orgasmus zu bewegen, den Orgasmus aber immer wieder als Geschenk zu empfinden. Um erlebbar und voll erfüllend zu sein, muss er zugelassen werden, nicht erzwungen.

Fakten to know

Spirale

Diese sinnliche Spirale lockert deinen ganzen Körper und ermöglicht es dir, dich im Bett sinnlich zu rekeln und zu strecken. Wenn du beim Sex reitest, kannst du so noch viel mehr Spaß haben ;-).

- Lockere erst mal deinen Kopf, wie du es schon kennst.
- Kreise deinen Kopf vorsichtig, beginnend am höchsten Punkt der Wirbelsäule, und nimm immer weitere Wirbel dazu, bis sich dein ganzer Oberkörper bewegt. Öffne deinen Brustkorb in alle Richtungen. Du kannst auch deine Hüfte mitnehmen.
- Komme langsam zur Ruhe, und wiederhole es mit der anderen Seite.

Übung at home

Es ist völlig normal, immer mal wieder außerhalb unseres Körpers zu sein – wenn wir Pläne schmieden, lesen, Filme gucken, uns an schöne Zeiten erinnern oder ganz in intellektuellen Überlegungen und Konzepten aufgehen.

Deswegen ist es wichtig, eine Praxis zu haben, die dich immer wieder in deinen Körper bringt, damit du mit dir selbst verbunden bleibst.

#pussyyoga

Becken-Twist

Stelle dich hüftbreit auf, und bringe, ohne deinen Oberkörper zu bewegen, mal den rechten, mal den linken Hüftknochen nach vorn, so entsteht ein lockerer Twist. Wenn du an dir hinuntersiehst, sollten sich deine Brüste genau über deinen Füßen befinden und sich nicht bewegen. Die Bewegung findet nur im Becken statt und wird vorrangig von den Bauchmuskeln gesteuert.

Wenn du das perfektioniert hast, spiele mit dem Tempo, verlagere auch das Gewicht, und twiste mal im rechten Hüftgelenk, mal im linken.

Übung at home

Selbstbewusstsein

Dir sind sicher schon sexy Frauen begegnet, die auf den zweiten Blick gar nicht dem gängigen Schönheitsideal entsprechen, die aber durch ihr sinnliches Körperbewusstsein so charismatisch sind, dass du dich selbst weniger kritisch im Spiegel betrachtest.

Dieses körperliche Selbstbewusstsein kommt von »sich seines Körpers sinnlich bewusst sein«. Es macht das Leben zu einem Genuss. Es wird durch unsere Kultur nicht gerade gefördert, denn unzufriedene Frauen konsumieren mehr und sind leichter »zu handhaben«.

Lasst uns unsere Power mithilfe unseres Körpers zurückerobern!

Fakten to know

Für einen sexy Gang

Becken-Doppelkegel

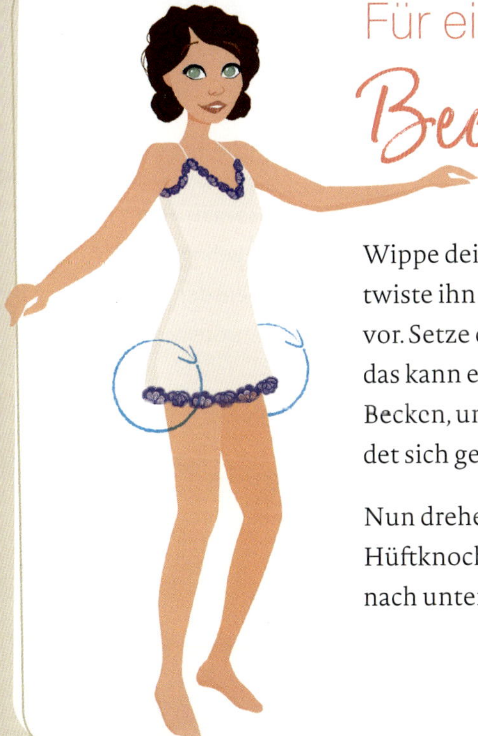

Wippe deinen rechten Hüftknochen nach oben, und twiste ihn zurück. Dann wippe nach unten, und twiste vor. Setze diese Bewegung fort, bis sie geschmeidig fließt, das kann etwas dauern. Visualisiere den Punkt in deinem Becken, um den sich die ganze Bewegung dreht, er befindet sich genau im Zentrum.

Nun drehen wir das Ganze um: Wippe deinen rechten Hüftknochen nach oben, und twiste vor. Dann wippe nach unten, und twiste zurück.

Übung at home

In den Wechseljahren

Eine neue Studie der Dresdner Uniklinik für Psychotherapie und Psychosomatik hat 1400 Frauen im Alter von 15 bis 95 Jahren einen Menopause-Symptomfragebogen vorgelegt und dabei festgestellt, dass die typischen Symptome auch auf viele der jüngeren oder älteren Frauen zutreffen. Das heißt: Frauen werden nicht reizbarer, mutloser, vergesslicher oder ängstlicher, wenn der Östrogenspiegel in ihrem Körper sinkt.

Ob sie schlecht schlafen oder weniger Lust auf Sex verspüren, hängt der Studie zufolge vielmehr mit Faktoren wie Selbstwirksamkeit, Bildungsabschluss, Einkommen, Partnerschaft und Berufstätigkeit zusammen.

Fakten to know

Riesiger Hüftkreis (1)

Grundposition: Stelle deine Füße etwas weiter als schulterbreit auseinander, und schiebe dein Becken, so weit es geht, nach vorn, dann zur Seite und nach hinten. Hier meine ich wirklich weit nach hinten, sodass deine Sitzbeinhöcker sich aufdehnen und nach hinten zur Rückwand zeigen.

Dann gehst du weiter zur anderen Seite und zurück nach vorn. Verbinde alle Punkte zu einem geschmeidigen großen Kreisen des Beckens.

Wenn du zufrieden bist,
probiere auch die andere Richtung.

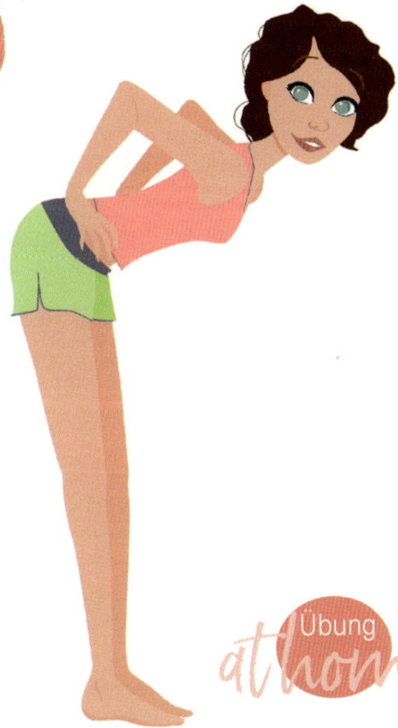

Übung at home

Solange du danach strebst,

zu sein wie jemand, den du bewunderst,

oder jemand, der von deinen Eltern

oder Freunden bewundert wird, wirst du nur

eine Kopie von dieser imaginären Person sein.

Sobald du aber in deine eigene Power trittst,

wirst du zu deinem magnetischen mächtigen Selbst.

#pussyyoga

Kniend reiten (1)

- Knie dich auf eine Matte oder einen Teppich.
- Hebe leicht dein Becken mit der Power deines Beckenbodens an, sodass es über deinen Fersen schwebt, und setze es wieder ab. Gehe so auf und ab, und genieße die angenehme Spannung, die sich aus deinem Becken entfaltet.
- Beschleunige die Bewegung, und habe Spaß damit! Wenn du Lust hast, werfe deine Haare :-).

Mache weiter, solange du kannst, und wiederhole die Übung, wenn du Lust hast.

Übung at home

Die Scheide

Im 16. Jahrhundert haben wir angefangen, das Wort »Scheide« sowohl für die Schwertscheide als auch für die weibliche Scham zu benutzen. Unser Geschlechtsorgan wird also nur als Behältnis für das männliche Geschlechtsorgan definiert.

In ihrem Buch »Das andere Geschlecht« beschreibt die Philosophin und Feministin Simone de Beauvoir, dass im Laufe der Geschichte Frauen von Männern zum »anderen Geschlecht« gemacht worden seien. Das bedeutet, dass sich der Mann als das Absolute, das Essenzielle, das Subjekt bezeichnete, während der Frau die Rolle »des anderen«, des Objekts zugewiesen wurde. Sie wurde in Abhängigkeit vom Mann definiert.

Deswegen ist das Wort sehr bezeichnend für unsere einstige Rolle in der Gesellschaft und gerade heute nicht mehr angemessen.

Fakten to know

Becken mental aufrichten (1)

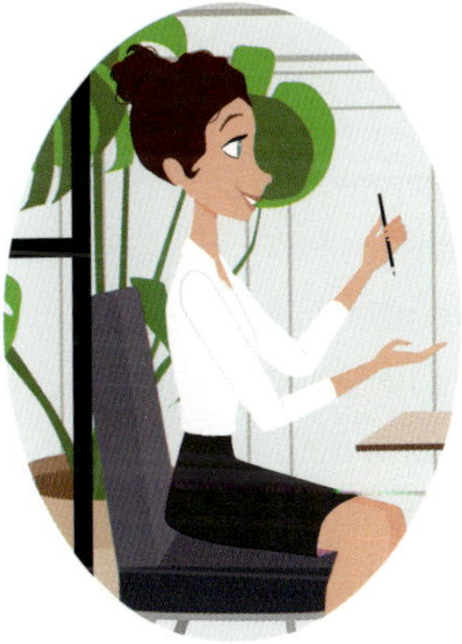

Die folgende Übung machen wir nur im Geist, ohne bewusst irgendwelche Körperteile zu bewegen.

Stelle dir vor, dass dein Schambein nach oben zum Bauchnabel zieht.

Nun stelle dir dazu vor, dass dein Steißbein nach unten zur Erde zieht. Wie fühlt sich diese Dynamik in deinem Becken an? Wie reagiert der Rest deines Körpers? Nimm dir für diese Übung ruhig 5 Minuten Zeit, sie ist gut investiert.

Tipp Mache die Übung heute immer wieder den ganzen Tag über am Schreibtisch, sie wird dir helfen, dein Becken aufzurichten.

Übung at work

Riesiger Hüftkreis (2)

Mache einen riesigen Hüftkreis.

Aktiviere jetzt, während du dein Becken nach vorn schiebst, deinen Beckenboden, indem du deine Sitzbeinhöcker noch näher zusammenziehst. Dann lässt du nach und nach los, während du zur Seite gehst. Wenn dein Becken nach hinten gestreckt ist, öffnest du deine Sitzbeinhöcker ganz bewusst und streckst dein Steißbein weg vom Schambein, um den Beckenboden aktiv aufzudehnen.

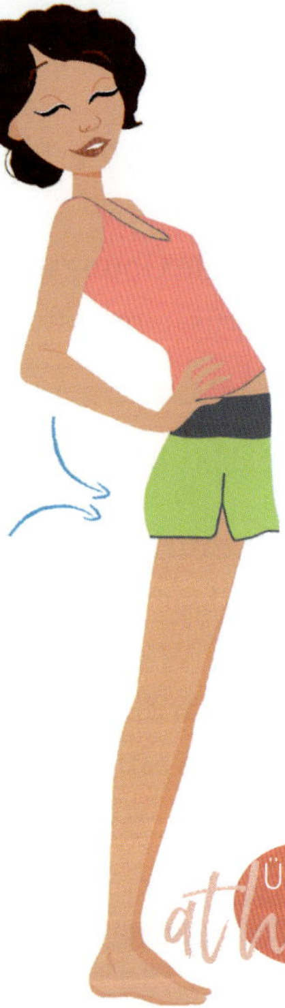

Großartige Liebhaberinnen

Genauso wie Meister des Tango, weise Yogis und Sterneköche nicht vom Himmel fallen, kommen großartige Liebhaberinnen nicht auf die Welt. Seit Tausenden von Jahren machen sich Experten Gedanken darüber, wie man unterschiedliche Kunstfertigkeiten verfeinern kann. Durch das Weitergeben von Wissen müssen sie nicht alle bei null anfangen, sondern können von den Besten lernen.

Trotzdem ist es immer noch ein Tabu zuzugeben, dass man etwas über seine Pussy lernen möchte. Ein Tabu, das wir mit Pussy Yoga vom Tisch fegen wollen!

Fakten to know

Füße in die Erde drücken (1)

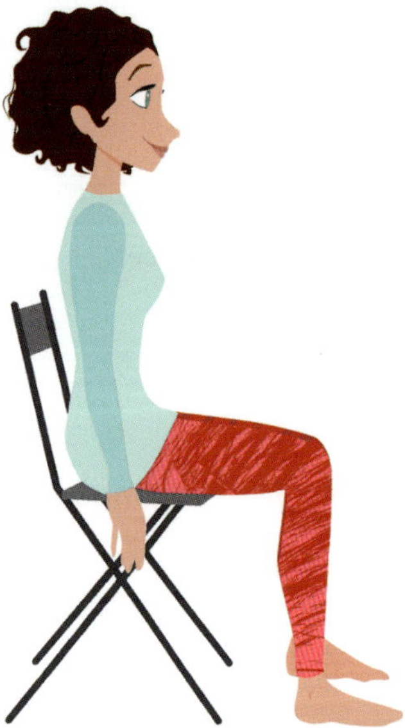

Grundposition: Setze dich auf die Kante eines Stuhls, deine Füße stehen hüftbreit auseinander und liegen entspannt und flach auf der Erde auf. Erspüre deine Sitzbeinhöcker. Lasse sie tief in die Sitzfläche fallen. Richte deine Wirbelsäule auf, indem du dir vorstellst, dass jeder einzelne Wirbel und dein Kopf nach oben zur Decke schweben wollen.

Nun drücke mit dem rechten Fuß in die Erde, bis du eine Kettenreaktion und Kraftentfaltung vom Fuß zum Beckenboden spüren kannst. Lasse los. Wechsle nun weiter zwischen den Seiten hin und her, und beobachte, wie diese Übung im Rest deines Körpers nachwirkt.

Das Ziel ist maximale Intensität bei maximaler Leichtigkeit.

Übung at work

Wenn du dich über eine ungeliebte Eigenschaft an dir ärgerst,
denke daran, dass du mehr als die Summe deiner Eigenschaften bist und
dass alle Eigenschaften eine positive und eine negative Seite haben:

Unsere *Empfindlichkeit* ist die Kehrseite unserer Feinfühligkeit und
das Fundament unserer tiefen Freundschaften.

Unsere *Unzuverlässigkeit* und *Sprunghaftigkeit* ist die Kehrseite
der Spontanität, die andere so an uns lieben.

Unsere *Skepsis* sorgt für unsere Sicherheit.

Unsere *Naivität* gibt jeder Situation und Person eine neue Chance.

Unsere *Oberflächlichkeit* ermöglicht es uns, das große Ganze zu erfassen.

Unsere *Kleinlichkeit* sorgt dafür,
dass wir alles bis ins letzte Detail durchdenken können.

#pussyyoga

Der Weg zum Orgasmus

Bei uns Frauen kann der Weg zum Orgasmus in jeder Phase sehr einfach abgebrochen werden, einen »Point of no Return« gibt es nicht. Stolpersteine können unsere eigenen Hemmungen, Ängste und Erwartungshaltungen sein oder Störungen von außen. Um »orgasmischer« zu werden, ist es wichtig, deine anschwellende Erregung bewusst wahrzunehmen und zu genießen, dich ganz dem Gefühl und der Leidenschaft hinzugeben.

Je größer deine Erregung, desto intensiver können die Berührungen werden, und du willst eventuell Dinge, die dir bei leichter Erregung noch wehtun würden. Gegen Ende dieser Phase brauchen die meisten Frauen konstante rhythmische Stimulation, die Intensität darf nicht nachlassen, wenn sie jetzt zum Orgasmus kommen wollen. Eine kleine Änderung in der Intensität oder Frequenz kann dazu führen, dass wir unseren Orgasmus »verlieren«.

Du kannst aber auch freiwillig hier einen Gang runterschalten, denn je öfter du den Orgasmus hinauszögerst, desto intensiver kann er am Ende werden.

Fakten to know

Faszination Haut (4)

Berühre mit deiner rechten Hand deinen linken Arm.
Nimm die Haut deiner Hand genauso bewusst wahr, wie die Haut, die von ihr berührt wird. Kannst du beides auf einmal wahrnehmen? Wie ist das?

Nimm diese Empfindlichkeit mit zum nächsten Liebesspiel.

Übung at home

Lustorgan

Die meisten Frauen haben Probleme, ihre Pussy zu spüren oder sie zu mögen und sie als das zu sehen, was sie ist: der intimste Ort in unserem Körper. Dabei kann sie die intensivsten Empfindungen wahrnehmen und ekstatischsten Gefühle auslösen – ein Lustzentrum ganz zu unserem Vergnügen. Darüber hinaus ist unsere Pussy unser eigenes Medizinkästchen, das nach neuesten Studien Körper und Geist positiv beeinflussen kann, und ein Ort, der uns tiefe spirituelle Verbindung ermöglicht.

Mit 8000 Nervenenden ist unsere Klitoris ein Organ, das keine weitere Funktion hat, als Lust zu empfinden. Damit sind wir Frauen einzigartig. Männer haben zwar ein »Multitool« mit nur halb so vielen Nervenenden, sind darauf aber weitaus stolzer und viel selbstbewusster im Umgang damit.

Fakten to know

Knie zusammenschieben

- Setze dich aufrecht auf die Kante eines Stuhls, und lege deine Hände auf die Innenseiten deiner Knie.
- Schiebe nun deine Knie mit der Power deines Beckenbodens zusammen – gegen den Widerstand deiner Arme oder des Objekts. Stupse erst ein paarmal schnell und zart, und drücke dann richtig fest zu. Ganz so, wie es sich für dich gut anfühlt.
- Achte auf eine gute Aufrichtung, sodass es ein Training für den ganzen Körper wird.
- Lege die Hände mal auf das jeweilige Knie, mal über Kreuz. Lasse den Atem fließen.

Übung at home

Neid ist nichts Verwerfliches,

das du vor dir selbst verheimlichen musst.

Es ist ein Indikator dafür, dass du etwas brauchst,

was du nicht hast.

#pussyyoga

Kniend reiten (2)

- Knie dich auf eine Matte oder einen Teppich.
- Hebe leicht dein Becken an, sodass es über deinen Fersen schwebt.
- Spüre deine Sitzbeinhöcker, und bringe sie sanft mit der Kraft deines Beckenbodens zusammen und nach vorn. Mache die Übung langsam und atme dabei ganz entspannt. Probiere, 15 Pulse zu schaffen.
- Mach eine Pause, in der du dein Becken absenkst und entspannst. Wiederhole alles 3-mal.

Übung at home

Freier Atem

Alle altertümlichen Kulturen haben den Atem direkt mit der Lebensenergie und der Seele in Verbindung gebracht. Unbewusst holen wir täglich 23.000-mal Luft. Oft merken wir gar nicht, wie unser Atem durch unseren stressigen Alltag zunehmend flacher wird. Erschöpfung und Unkonzentriertheit können die Folge sein.

Es ist wissenschaftlich erwiesen, dass ein freier Atem uns nicht nur mit dem nötigen Sauerstoff versorgt, er ist auch eine großartige Massage für all unsere Organe. Der Atem erhöht den Lymphfluss und kurbelt die Verdauung an. Er ist ein tolles Training für alle Muskeln in unserem Torso inklusive unseres Zwerchfells und unseres wunderbaren Beckenbodens. Er nährt und vitalisiert Körper, Geist und Seele!

Fakten to know

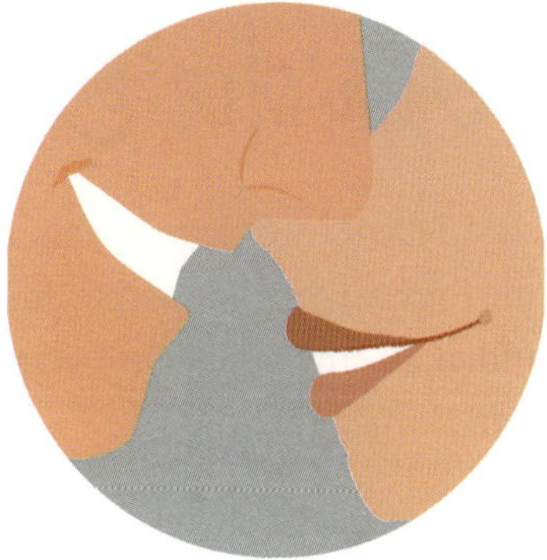

Sexy Atem

Achte besonders in intimen Momenten mit deinem Partner auf deinen Atem. Atme ein, rieche ihn/sie und spüre seinen/ihren Atem auf deiner Haut. Lasse deinen Atem durch dich hindurchströmen, während du dich der Sinnlichkeit hingibst, möglichst durch den offenen Mund!

Du wirst überrascht sein, welchen Effekt das auf euch beide hat.

Übung to go

Füße in die Erde drücken (2)

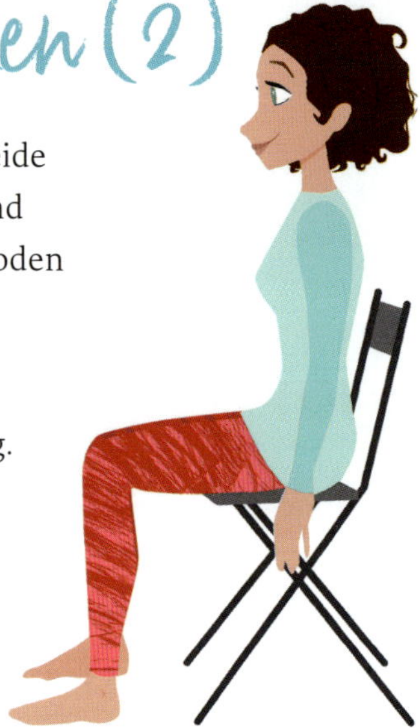

Setze dich auf die Kante eines Stuhls, und probiere nun, beide Füße in die Erde zu drücken, experimentiere mit Druck und Geschwindigkeit, und beobachte, was in deinem Beckenboden und deinem Körper geschieht.

Wenn du merkst, dass sich dein Levator ani aktiviert und beide Sitzbeinhöcker zusammenkommen, liegst du richtig. Wenn sich deine Hüfte hinten ausweitet und deine unteren Bauchmuskeln vorn aktiviert werden, hast du die Beckenbodenintegration gemeistert. Achte auf eine lockere erste Beckenbodenschicht.

Tipp Stehe zwischendurch immer mal wieder auf, um den Effekt auf deine Körperhaltung zu untersuchen. Wenn du deutlich aufgerichteter bist, hast du das Ziel der Übung erreicht.

Übung at work

Im Pussy Yoga geht es nicht um Perfektion,
sondern um Authentizität, Intensität und Lebendigkeit.
Es gibt keine heiligen Texte, Traditionen oder Meister.
Dein Guru bist du selbst, ist dein Körper, ist deine Pussy.
Ich teile mit dir meine Erfahrungen,
Inspirationen und eine Methode, mit der du deine
Sexualität und Power entfalten kannst.
Aber die Weisheit, die du dabei entdeckst,
ist in dir selbst bereits angelegt und kann auch nur
von dir persönlich erfahren werden.

#pussyyoga

Kettenreaktion advanced (2)

Grundposition im Liegen mit angewinkelten Beinen: Drücke nun mit beiden Großzehengrundgelenken (Ballen) sanft in die Erde. Nimm die Kettenreaktion von dort bis in den Beckenboden wahr.

Wiederhole die Übung 5-mal in Zeitlupe, und probiere sie auch schneller, bis ein angenehmes Schaukeln durch deinen ganzen Körper entsteht. Das ist eine herrliche Massage.

Lasse deine Beine zur Erde gleiten, und spüre nach.

Übung at home

Knie auseinanderschieben

- Setze dich aufrecht auf einen Stuhl, lege deine Hände auf die Außenseiten deiner Knie, und drücke diese gegen den Widerstand deiner Hände zusammen.

Achte auf eine gute Aufrichtung deines Körpers.

- Lasse den Atem fließen. Drücke nun gleichzeitig auch die Sitzbeinhöcker in die Sitzfläche.

Übung at work

Becken vorschieben

- Schiebe dein Becken im Stehen nach vorn und wieder zurück. Dein Becken bleibt parallel zur Erde ausgerichtet, und dein Oberkörper bewegt sich nicht mit. Schiebe so ein paarmal hin und her.
- Fokussiere dich nun auf den Punkt vorn in der Mitte deines Beckens, er liegt zwischen Schambein und Bauchnabel, anatomisch gesprochen kreuzen sich dort die Linea alba und die Linea arcuata. Bei einigen Frauen kann man dort eine kleine Kuhle sehen. Lege gern einen Finger darauf.
- Schiebe mit dem Finger dein Becken zurück, und drücke dann mit deinem Becken gegen deinen Finger nach vorn.

Diesen Punkt zu aktivieren, regt deinen Beckenboden an.

Übung at home

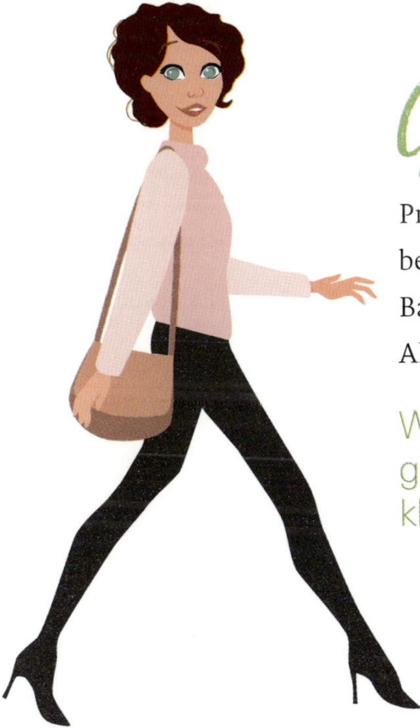

Großer Zeh

Probiere heute immer und überall Folgendes beim Gehen: Drücke dich ganz bewusst mit dem Ballen der großen Zehe ab, und lausche auf eine Aktivierung deines Beckenbodens.

Wenn du heute nicht viele Wege zu gehen hast, nimm dir Zeit für einen kleinen, bewussten Spaziergang.

Übung to go

Wenn wir unsere Sinnlichkeit anschalten,

wachen wir auf, kommen an in unserem Körper,

werden präsent und können die anerzogene Handbremse

loslassen und endlich Vollgas geben.

#pussyyoga

Hüftknochen

Gegeneinander verschieben (1)

- Setze dich auf die Kante eines Stuhls, und erspüre deine Sitzbeinhöcker.
- Verschiebe sie, ohne dein Becken äußerlich zu bewegen, gegeneinander, abwechselnd vor und zurück, und beobachte, wie sich dein Beckenboden aktiviert und mit den Muskeln deines Torsos verbindet.

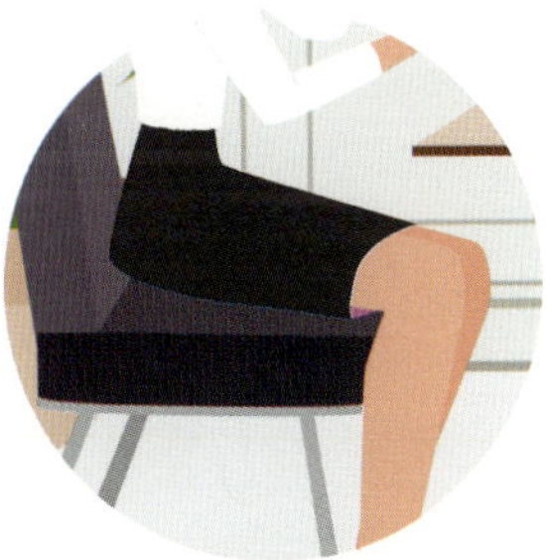

Welche Muskeln kannst du noch spüren? Aktiviere sie nicht bewusst, konzentriere dich nur auf die Bewegung deiner Beckenknochen.

Übung at work

Horizontaler Beckenkreis (1)

- Schiebe dein Becken im Stehen nach vorn, dann nach links zur Seite und dann zurück und weiter nach rechts. Verbinde alle Punkte zu einem geschmeidigen Kreis. Kreise erst langsam in eine Richtung, und wechsle dann.
- Dein Becken bleibt parallel zur Erde, und dein Oberkörper bewegt sich nicht mit.
- Aktiviere den Punkt der Linea arcuata wie bei der Übung Becken vorschieben (siehe Seite 234).

Wie fühlt sich das an?
Schließe die Augen und genieße.

Übung at home

Körperpflegerituale

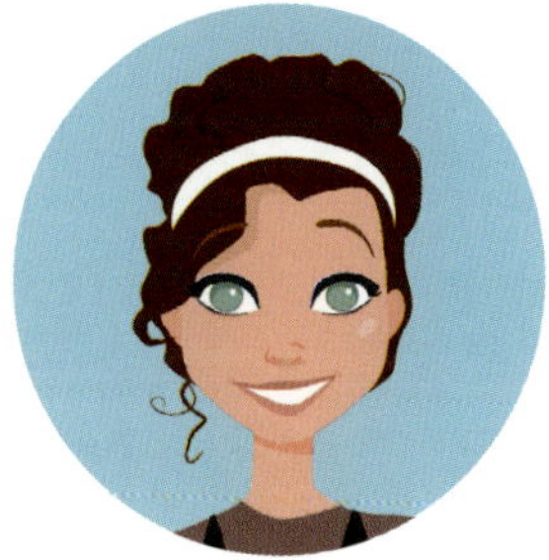

Deine Zeit für dich (3)

Genieße die Zeit, die du täglich mit dir selbst im Bad verbringst.
Das ist deine Ruheoase.

Wenn du dich schminkst, trage dein Make-up mit Sorgfalt auf,
mit dem Bewusstsein, deine natürliche Schönheit zu unterstreichen.

Übung at home

Hüftknochen

Gegeneinander verschieben (2)

- Setze dich auf die Kante eines Stuhls, und erspüre deine Sitzbeinhöcker. Lasse sie tief in die Sitzfläche fallen.
- Nun drücke abwechselnd mit deinen Sitzbeinhöckern in die Sitzfläche, mal links, mal rechts. Nimm wahr, wie sich die verschiedenen Seiten deines Beckenbodens aktivieren. Fühlen sich beide Seiten gleich an?
- Stehe auf, und gehe zum Nachspüren im Raum umher.

Tipp Mache die Übung heute immer wieder, während du irgendwo sitzt. Im Wartezimmer, in der U-Bahn, im Kino.

Übung at work

Meist wissen wir gar nicht,
wie großartig wir sind und welche Ressourcen
wir in uns haben. Wir halten aus Gewohnheit an
einschränkenden Selbstbildern fest.
Ein neues sinnliches Körperbewusstsein aktualisiert
deine Selbsteinschätzung und steigert sofort
dein Selbstbewusstsein.

#pussyyoga

Liebevolle Detox-Ganzkörpermassage

- Streiche mit Seidenhandschuhen vor dem Duschen deine Gliedmaßen mit langen Strichen, und kreise um deine Gelenke und Lymphknoten.
- Umfahre erst dein Gesicht und deinen Hals in Richtung Herz. Gehe nun vom linken Fuß aus bis zum Becken hoch, dann von unten das rechte Bein bis ganz hoch zum Herzen.
- Kreise anschließend auf dem Bauch im Uhrzeigersinn.
- Streiche abschließend von den linken Fingerspitzen bis hin zur Schulter über den rechten Arm zum Nacken.
- Genieße, und erspüre mit deinen Händen, wie sich dein Körper anfühlt.

Übung at home

Pussy Yin: Seiten aufdehnen

Diese Übung mobilisiert deine Hüfte und Wirbelsäule für eine aufrechte Haltung und Flexibilität beim Sex.

Grundposition Pussyschneidersitz, siehe Seite 60.

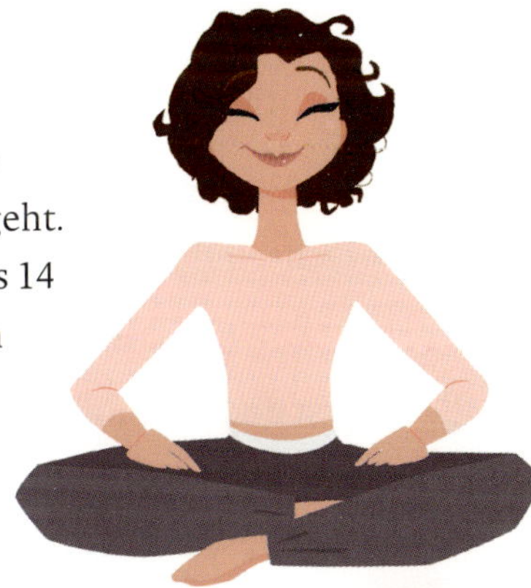

- Nimm deinen rechten Arm zum Himmel, und lehne den Arm und den Oberkörper nach links, so weit es geht. Stütze dich dabei mit dem linken Arm ab. Bleibe 7 bis 14 genüssliche Atemzüge hier, und stell dir vor, wie sich deine Wirbelsäule immer weiter aufdehnt.
- Richte dich auf, und spüre den Unterschied auf beiden Seiten.
- Wechsle dann die Beinstellung und die Seite.

Hüftknochen

Gegeneinander verdrehen (3)

- Setze dich auf die Kante eines Stuhls, und erspüre deine Sitzbeinhöcker.
- Nun stelle dir vor, dass deine Sitzbeinhöcker in der Luft hängen und locker abwechselnd vor- und zurückschwingen. Dabei verdrehen sich deine beiden Hüftknochen gegeneinander.
- Merkst du eine Bewegung in deinen Iliosakralgelenken (gelenkige Verbindung zwischen Kreuz- und Darmbein)? Versuche, beide Seiten gleich kraftvoll und leicht schwingen zu lassen.
- Stehe auf, und gehe zum Nachspüren im Raum umher.

Übung at work

Zu viele Gedanken?

Du kannst dich nicht so richtig auf die Pussy-Yoga-Übungen einlassen, weil dir ständig Gedanken durch den Kopf jagen?

Nimm dir jeden Tag direkt nach deinem Aufwachritual Zeit, um drei Seiten im Freeflow zu füllen. Schreibe alles auf, was dir in den Sinn kommt, das können Träume, Ideen, Ängste und Sorgen sein, ganz Banales oder Hochphilosophisches. Das Ziel hier ist, alles aus deinem Kopf aufs Papier zu bringen, damit es dort nicht ziellos zirkuliert.

Studien zufolge können wir beim Schreiben radikaler und klarer denken und einen direkteren Zugang zu unserem Unterbewusstsein kultivieren.

Übung at home

Horizontaler Beckenkreis (2)

- Schiebe dein Becken im Stehen nach vorn, dann nach links zur Seite und dann zurück und weiter nach rechts.
- Dein Becken bleibt parallel zur Erde, und dein Oberkörper bewegt sich nicht mit. Kreise locker in beide Richtungen.
- Spüre, wie sich dein Gewicht mit dem Kreis über die Füße bewegt, mal über die Ballen, dann zur Seite, dann auf die Fersen.
- Nun kommt die Kettenreaktion dazu: Wenn deine Hüfte nach rechts schiebt, drücke deinen rechten Fuß in die Erde und umgekehrt.

Wie fühlt sich das an? Spürst du, wie die Bewegung vom Beckenboden geleitet wird?

Übung at home

Der Beckenboden war der Schlüssel

zu den Antworten auf alle Fragen meines Lebens,

seine Integration nahm mir Ängste,

Zweifel und dieses Gefühl,

nicht richtig hier auf der Welt zu sein.

#pussyyoga

Sitzbeinhöcker zusammen (4)

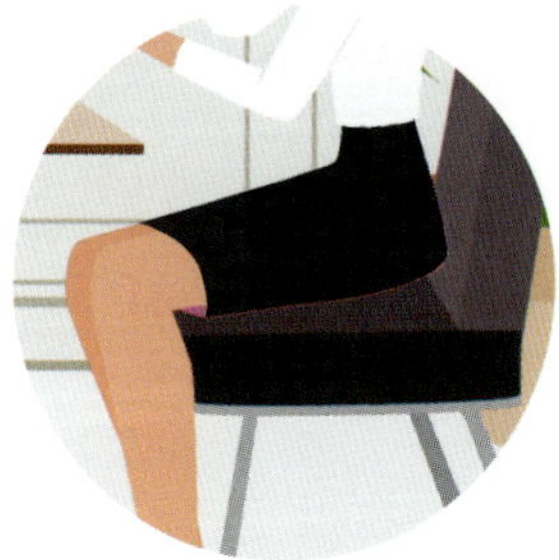

- Setze dich auf die Kante eines Stuhls, und erspüre deine Sitzbeinhöcker.
- Stelle dir vor, dass deine Sitzbeinhöcker in der Luft hängen, und schwinge locker deine Sitzbeinhöcker zusammen, und lasse wieder los. Immer wieder, solange zu kannst.
- Stehe auf, und gehe zum Nachspüren im Raum umher.

Übung at work

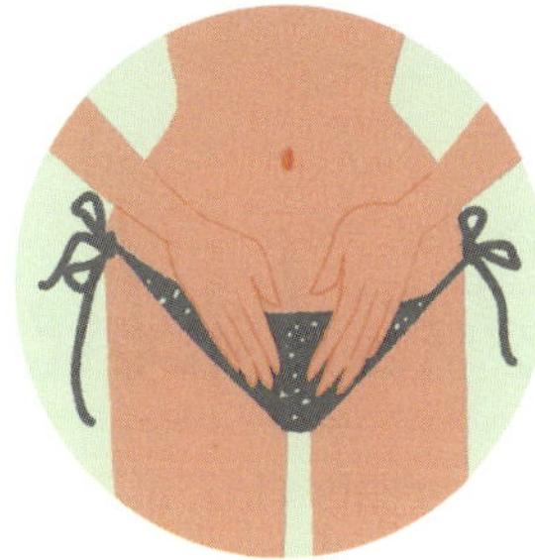

Pussy-Meditation

Diese Meditation ist am schönsten im Liegen, vielleicht als Aufwach- oder Einschlafritual und gern immer wieder mal zwischendurch.

Lege eine Hand auf deine Pussy,
und spüre nach, wie sie sich anfühlt.
Warm? Kalt? Pulsierend? Wie geht es ihr?

Diese intime Meditation kannst du immer und überall machen: Spüre deine Pussy in jeder möglichen Situation, und fühle, wie sie sich mit deiner Atmung bewegt, spüre, wie sanft sie ist.

Übung at home

Das Lächeln

Forscher haben herausgefunden, dass das Einnehmen einer bestimmten Mimik, wie zum Beispiel des Lächelns, unsere Stimmung verändert.

Das heißt für uns aber nicht, dass wir jetzt anfangen sollten, ein Dauerlächeln aufzusetzen, so, wie du es vielleicht aus Motivationsseminaren kennst. Denn das wäre reiner Fake und würde der gesamten Bandbreite menschlicher Emotionen nicht gerecht werden.

Aber wenn du immer öfter deine Aufmerksamkeit auf deine sinnliche Wahrnehmung lenkst, wirst du automatisch öfter ein Lächeln auf den Lippen haben.

Fakten to know

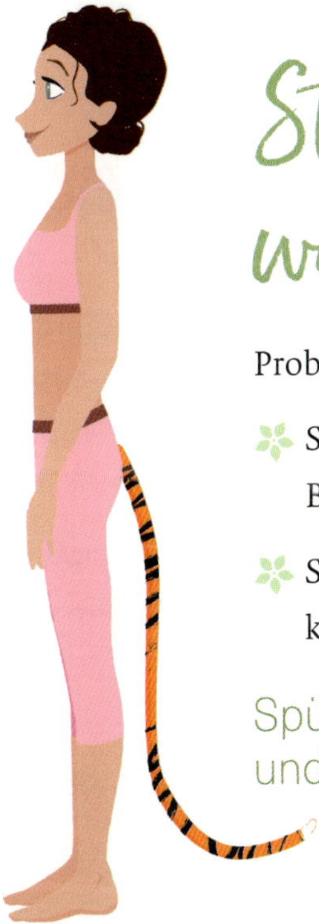

Steißbein als Schwanz wahrnehmen (4)

Probiere heute überall beim Stehen Folgendes:

- Stelle dir vor, dein Steißbein wäre ein mächtiger Schwanz. Bewege ihn von links nach rechts.
- Stelle dir auch vor, dein Steißbein wäre eine kräftige Fischflosse!

Spürst du wie dein Beckenboden aktiv wird und Bewegung in dein Becken kommt?

Übung to go

Mehr spüren, weniger anstrengen

Auch Pussy Yoga kann Stress erzeugen, wenn du dich selbst von deiner eigenen Anforderung an deinen Beckenboden unter Druck setzen lässt. Oder schlicht und einfach, wenn du unseren Leitsatz »Der Weg ist das Ziel« vergisst und aus deinen Genusseinheiten »Aufgaben« werden, die erledigt werden »müssen«.

Wie der Pädagoge Rudolf Kratzert sagt: »Angestrengtes Üben erzeugt geradezu mangelndes Können.« Das ist in allen Disziplinen so, gilt aber vor allem im Pussy Yoga. Um das zu verhindern, verordne ich dir den Fokus weg vom Leisten hin zum Fühlen und Erleben.

Das Spüren ist wichtiger als das Tun.

Fakten to know

Sitzbeinhöcker vorschieben

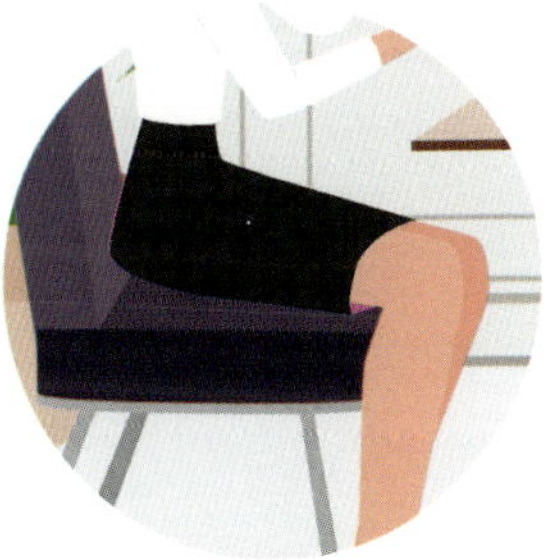

- Setze dich auf die Kante eines Stuhls, und erspüre deine Sitzbeinhöcker. Lasse sie tief in die Sitzfläche fallen.
- Bringe beide Sitzbeinhöcker locker gemeinsam nach vorn, als wolltest du die Sitzfläche deines Stuhls vorschieben.
- Entspanne zwischendurch, und wiederhole es, so oft du daran denkst und wann immer du heute irgendwo sitzt.

Übung at work

Du hast Verspannungen, Blockaden oder Hemmungen?

Keine Sorge, nichts an dir ist falsch.

Erkenntnis ist der erste Schritt,
Akzeptanz und *Vertrauen* der zweite.
Entspannung bringt dich näher zum Ziel als Panik.

Vertraue dem Prozess, vertraue deinem Körper.

Entspanne dich im Bewusstsein,

dass du jetzt auf dem richtigen Weg bist.

#pussyyoga

Der weibliche Rhythmus (2)

In der Zeit vor und während der Periode fühlen wir uns verletzlicher. Frauen, die ihren Körper nicht kennen, schlittern dann oft in eine gedankliche Negativspirale. Wenn du dir bewusst bist, dass dein Körper zyklisch durch hormonelle Schwankungen geht, kannst du entspannter hindurchgleiten. Das kannst du ganz intuitiv tun und dich mit deinen Freundinnen austauschen. Ich zum Beispiel habe gemerkt, dass ich an meinen fruchtbaren Tagen zwar energiegeladen und selbstbewusst bin, aber auch oberflächlicher, ungeduldiger und nicht so emphatisch, offen und liebevoll wie in der Zeit, in der ich blute. Das ist meine Zeit für intensive Liebe und tiefe Verbindung mit anderen Frauen, für Einsichten und Visionen.

Fakten to know

Horizontaler Beckenkreis (3)

- Schiebe dein Becken im Stehen nach vorn, dann nach links zur Seite und dann zurück und weiter nach rechts. Kreise so ein paarmal in beide Richtungen.

- Jetzt kreise einmal nach rechts, bis du nach ganz hinten kommst, und drücke mit dem Punkt der Linea arcuata dein Becken noch weiter nach hinten. Halte an, und gehe von dort aus in die andere Richtung, bis du wieder ganz hinten ankommst und den Punkt aktivierst.

Kreise so hin und her,
und genieße deine Beckenbodenpower.

Übung at home

Alles dreht sich um den Beckenboden

Die Integration meines Beckenbodens gab mir als Frau eine ganz neue Qualität. Beim Tanzen hatte ich nicht mehr das Gefühl, den Zuschauern etwas beweisen zu müssen. Ich ruhte in mir selbst und war gleichzeitig in der Lage, mich tiefer mit meinem Publikum zu verbinden.

Ich war präsent und konnte mich klarer und authentischer ausdrücken.

Auch mein Sex veränderte sich, ich hatte nicht nur mehr Lust und Kraft, sondern auch viel mehr Gefühl im Becken, als wäre dort eine ganze Galaxie von neuen Nervenzellen entstanden. Durch die Stärkung meines Beckenbodens und die Fähigkeit, meine Pussy zu entspannen, entdeckte ich zum ersten Mal das Gefühl, beim Sex einfach loslassen zu können, zu sein.

Fakten to know

Kreuzbein und Steißbein mobilisieren

- Setze dich auf die Kante eines Stuhls, und erspüre deine Sitzbeinhöcker. Lasse sie tief in die Sitzfläche fallen.
- Ziehe nun mit deinem Steißbein nach hinten, als wolltest du mit einem Schwanz nach hinten schlagen. Spüre dabei in deinen Beckenboden hinein, ins Kreuzbein, in die Iliosakralgelenke (gelenkige Verbindung zwischen Kreuz- und Darmbein) und in deinen gesamten Körper.
- Wiederhole das heute, so oft du daran denkst, wo auch immer du bist.

Übung at work

Die Macht der Gedanken

Wir können nicht alles mit unserem Intellekt lösen, erst recht nicht, wenn unsere Gedanken ständig kreisen. Wir gehen heute davon aus, dass 90 Prozent unserer 70.000 bis 80.000 täglichen Gedanken sich ständig wiederholen und nicht gerade hilfreich sind. Zukunftsängste und Erinnerungen an schmerzhafte Erlebnisse werden von unserem Körper als genauso real wahrgenommen wie tatsächliche Bedrohungen, und sie erzeugen denselben Stress. Je öfter du also um bedrohliche Themen kreist, desto mehr Stress erzeugst du in deinem Körper und desto festere negative Muster entstehen in deinem Gehirn.

Wenn du lernst, deine Gedanken bewusst zu beobachten, kannst du immer wieder aus negativen Gedankenspiralen aussteigen.

Fakten to know

Reiten auf dem Stuhl

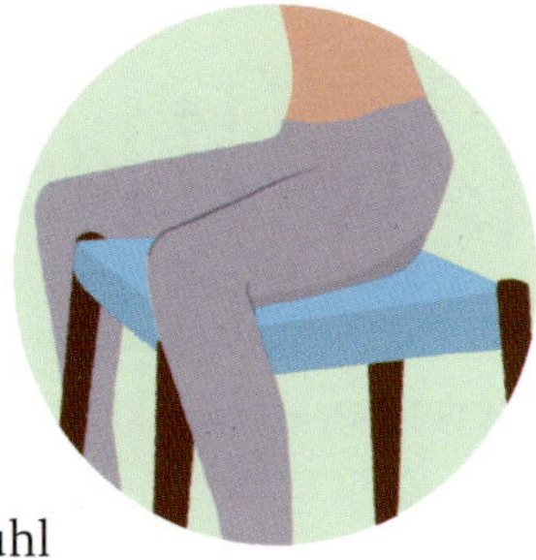

- Setze dich rittlings auf einen Stuhl, und versuche, den Stuhl mithilfe deines Beckenbodens stoßweise nach vorn zu schieben.

- Atme entspannt, und entspanne deinen Po ganz bewusst. Schiebe deine Sitzbeinhöcker beim Vorstoßen aktiv nach vorn und zusammen, und lasse dann ganz bewusst los. Achte auf Lockerheit.

- Gehe zwischendurch immer wieder im Raum umher, um die Wirkung der Übung wahrzunehmen.

- Lasse nun beim Reiten deinen ganzen Körper mitbewegen, wirf deine Arme in die Luft, und hab Spaß!

Übung at work

Je freier unser Bewegungsfluss ist,
desto freier sind wir als Mensch.
Körperliche Beweglichkeit ist essenziell
für ein erfülltes Leben.

#pussyyoga

Hängendes Atmen (2)

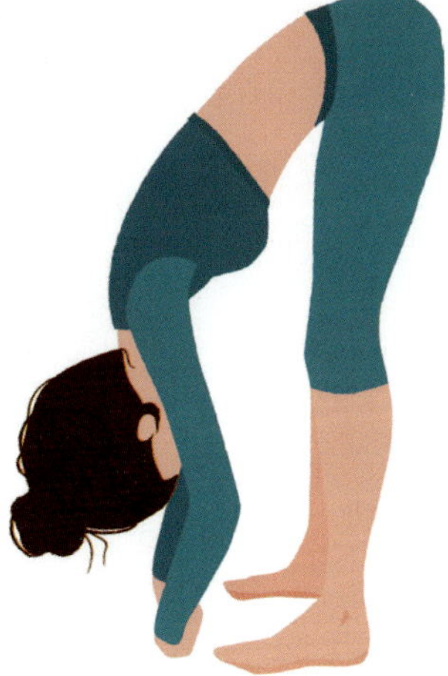

- Stelle dich bequem hin, und lasse deine Wirbelsäule langsam vom Kopf her nach unten rollen. Versuche dabei, jeden einzelnen Wirbel zu spüren und einzeln zu bewegen und so zu lockern. Unten angekommen lässt du dich ganz locker hängen.

- Nun spüre deinen Atem. Nimm ihn wahr, ohne ihn zu manipulieren. Beobachte ihn einfach. Kannst du spüren, wie sich dein ganzer Torso beim Einatmen aufweitet?

Genieße diese Wahrnehmung 7 bis 14 Atemzüge lang, und rolle langsam und genüsslich hoch, und spüre nach. Wie fühlst du dich?

Übung at work

Warum sind unsere Pussys und Beckenböden ausgeleiert und verspannt?

Das liegt daran, dass sich unsere Lebensumstände in den letzten 12.000 Jahren, seit wir sesshaft geworden sind, drastisch verändert haben. Außerdem haben wir unser Becken und seine natürlichen Funktionen durch unsere prüde Kulturgeschichte aus unserem Bewusstsein verdrängt.

Des Weiteren haben wir uns, im Gegensatz zu den Tieren und unseren Vorfahren, so von unserem Körper und seinen inhärenten Instinkten entfremdet, dass wir es nicht mehr schaffen, natürlich mit Stress umzugehen und ihn abzubauen, sobald die Bedrohung vorbei ist. Und Stress schwächt unseren Beckenboden.

Fakten to know

Vom Beckenboden aus die Beine steuern (4)

- Lehne dich bequem am Schreibtisch zurück: Deine Beine sind hüftweit ausgestreckt, deine Zehenspitzen zeigen in Richtung Decke.
- Lasse deine Beine so ausgerichtet, während du sie aus dem Hüftgelenk herausdrehst, dass deine Füße mal nach innen und mal nach außen zeigen. Spüre, wie sich deine Oberschenkelknochen im Hüftgelenk drehen.
- Versuche, die Übung aus deinem Beckenboden heraus zu machen.

Mach die Übung heute immer wieder, so oft du daran denkst, deine Kollegen werden nichts merken.

Übung at work

Dein Lächeln

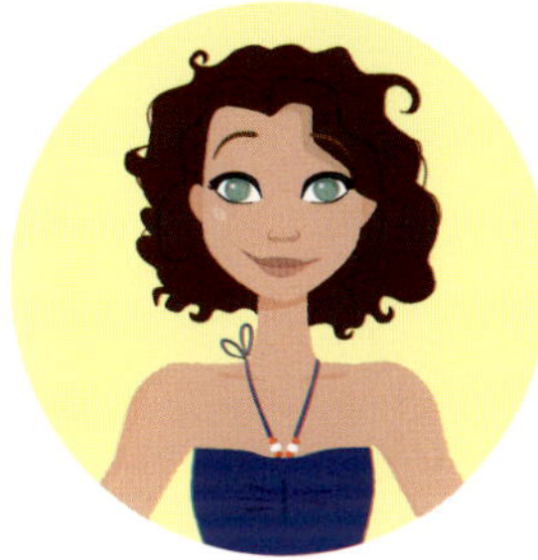

Lächle heute, auch wenn es gar keinen Grund gibt. Lächle den ganzen Tag über, und schau, wie sich das auf deine Laune auswirkt. Beobachte, wie andere Menschen auf dich reagieren.

Ein Dauergrinsen ist emotional nicht gesund und nicht authentisch, aber eine fröhliche Grundstimmung ist durchaus Übungssache.

Probiere es aus! Du hast nichts zu verlieren :).

Übung to go

Frei tanzen (3)

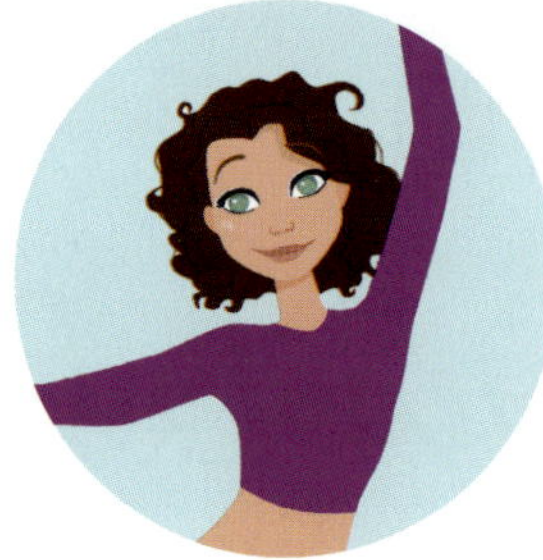

Wenn du unzufrieden bist oder negative Emotionen und Sorgen dich plagen, kannst du das wunderbar durch Tanzen auflockern.

Suche dir spontan ein Lied, das deine Intuition dir eingibt, oder tanze ganz ohne Musik. Bewege dich durch deine Gefühle, und lasse deine Gefühle durch dich hindurchfließen und sich verändern, sei dabei ganz offen, und erwarte nichts.

Nimm dir 10 Minuten Zeit, und tanze dich frei!
Lasse deinen Emotionen Raum,
sich auszudrücken und gelebt zu werden.

Übung at home

Innere Retrospektive

Die Übungen in der Pussy fühlen

Heute geht es darum, in dein Inneres hinein zu spüren. Probiere einige Pussy-Yoga-Übungen, die du schon kennst, mit einem Finger in deiner Pussy. Du brauchst dafür Ruhe, frisch gewaschene Hände mit kurzen Fingernägeln und beispielsweise ein Kokosöl aus der Küche.

Am einfachsten ist es im Sitzen auf einem Sofa oder im Bett. Stecke einen eingeölten Finger so tief in deine Pussy, dass es für dich bequem ist. Entspanne und fühle erst einmal, wie es da so ist. Dann gehe locker durch die Übungen, und fühle, was sich in deinem Inneren tut. Spüre mit deiner Pussy, und spüre mit deinem Finger. Ziehe deinen Finger vorsichtig heraus, und spüre in deiner Pussy nach.

Bei erfahrenen Pussy Yoginis wird der Finger bereits nach wenigen Minuten ordentlich durchgeknetet sein.

Übung at home

Wir können uns ändern,

aber wenn wir uns verbiegen,

schneiden wir uns von unserer Natur,

unserer authentischen Power, ab.

#pussyyoga

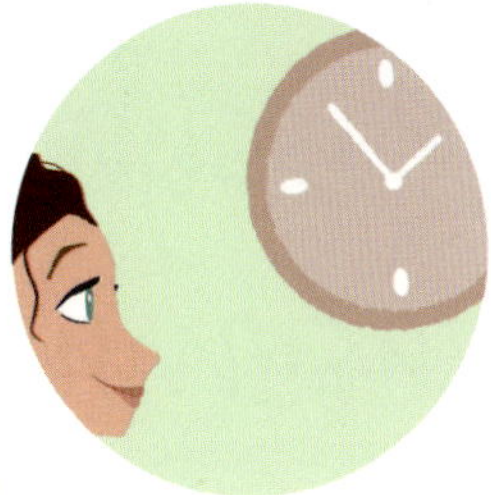

Reality Check im Alltag

Beobachte dein Becken im Laufe eines Tages. Wann verkrampfst du es? An welchen Stellen? In beiden oder in einem Iliosakralgelenk? In beiden oder in einem Hüftgelenk? Was kannst du daraus über dich und die Situation lernen? Hast du Zeit für eine unserer Entspannungsübungen? Dann führe sie durch.

Tipp Stelle dir für einen Reality Check einen Tag lang einen Timer, der jede Stunde klingelt. Bei jedem Klingeln schaust du, was dein Becken gerade macht.

Übung to go

Pussywände zusammenbringen (1)

Visualisiere, wie deine Vagina in deinem Körper liegt, und atme ein paarmal in sie hinein. Nun stelle dir vor, wie du die rechte und linke Vaginalwand zusammenbringst. Mache es erst leicht und pulsierend und dann, so fest du kannst.

Führe die Übung ganz bewusst aus, ohne deinen Schließmuskel zu beteiligen und ohne dich auf die Sitzbeinhöcker zu fokussieren.

Beobachte, welche Teile deines Beckenbodens hier aktiv werden und wie weit diese kleine Übung in deinen Körper ausstrahlen kann. Spürst du die Verknüpfungen im gesamten Bauch- und Beckenraum?

Übung at work

Selbstgespräche

Die meisten von uns sind nicht besonders freundlich zu sich selbst und reden mit sich in einem Ton, den sie bei anderen als beleidigend empfinden würden. Das belastet und stresst uns, und dieser Stress wird von unserem Körper als genauso real wahrgenommen wie der Stress in lebensbedrohlichen Situationen. Oft ärgern wir uns sogar über unsere schlechten Gefühle und machen alles noch schlimmer.

Der Ausweg ist der Schritt zurück aus dem gnadenlosen Selbstgespräche-Karussell und ein Hinwenden zum Fühlen und Entspannen. Denn nur entspannt hast du Zugang zu deinen ganzen emotionalen, geistigen und körperlichen Ressourcen – zu deiner inneren Weisheit.

Fakten to know

Po (3)

Wo auch immer du heute sitzt – spanne deinen Po an, so kräftig es geht. Lasse nun los, und spanne nur eine Pobacke an, dann lasse diese los, und spanne die andere an, im Wechsel.

Spürst du, wie dein Körper vom Po nach oben gehoben wird?

Spiele mit dem Rhythmus und der Geschwindigkeit, und wiederhole die Übung, so oft du Lust hast, über den Tag verteilt. Stehe zwischendurch auf, und spüre im Stehen und Gehen nach.

Übung at work

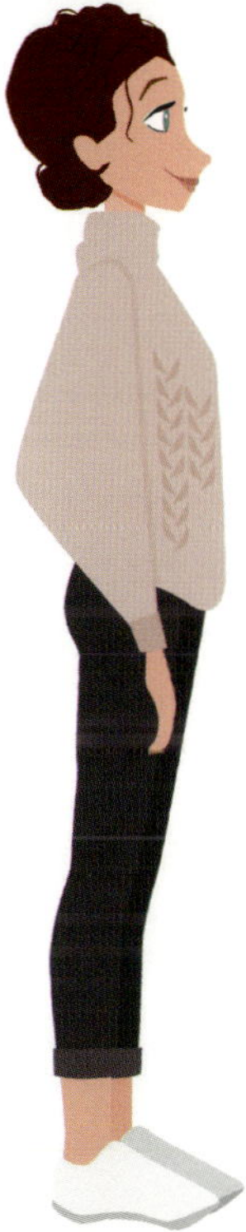

Hüftknochen

Gegeneinander verschieben (3)

Wo auch immer du heute zum Stehen kommst:
Lasse deine Sitzbeinhöcker abwechselnd in die Erde sinken, ohne das Becken zu bewegen.

Fühlst du, dass du die beiden Seiten deines Beckenbodens unabhängig voneinander aktivieren kannst?

Tipp Diese Übung ist ein toller Zeitvertreib an der Ampel oder im Aufzug.

Übung to go

Pussy Yin: Brustdehnung und Aufrichtung

Diese Übung unterstützt eine selbstbewusste Haltung, die deinen Beckenboden entlastet.

- Stelle dich vor deinen Schreibtisch, und lege deine Hände schulterbreit auf die Oberfläche. Gehe nun so weit zurück, dass dein Rücken mit dem Schreibtisch eine gerade Fläche ergibt. Lasse nun nach und nach deine Brust nach unten sinken.
- Deine Augen schauen nach unten, dein Kopf ist in Verlängerung deiner Wirbelsäule.
- Wenn du kannst, ziehe nun deine Schulterblätter in Richtung Hüften, und drücke deine Brust immer weite nach unten.
- Spürst du eine Dehnung in der Brust? Genieße den Stretch für sieben Atemzüge, richte dich auf, und spüre die Wirkung.

Übung at work

Beckenboden fallen lassen

Erst wenn du deinen gesamten Beckenboden wahrnehmen kannst, bist du in der Lage, ihn komplett zu entspannen. Die völlige Beckenbodenentspannung ist ein essenzielles Selbstregulierungswerkzeug, also eine Möglichkeit, indirekt auf dein autonomes Nervensystem einzuwirken. Es wird unter anderem benutzt, um einen Zustand der angstfreien Präsenz in der Therapie und im Führungstraining zu erreichen – also in Situationen, in denen große Anspannung herrscht und in denen es wichtig ist, bewusst ruhig und zentriert zu bleiben.

- Erspüre deinen Beckenboden, soweit du ihn schon kennst, und lasse ihn ganz bewusst los, lasse ihn in deiner Vorstellung immer tiefer und tiefer in Richtung Erde sinken.
- Spüre nach, wo du noch Spannung bemerkst, und lasse immer mehr los.

Übung to go

Detox und Straffung

Für deine Brüste (2)

- Fahre mit deinen Handflächen um die Brust herum: innen hoch, dann nach außen und hinunter, dann unten nach innen und so weiter. Finde deinen perfekten Flow.

Habe keine Angst, zu fest zu drücken, eine feste Massage macht deine Brüste vital und straff.

- Vollziehe die Kreise in die andere Richtung, und erfreue dich an der Schönheit und Sensibilität deiner Brüste.

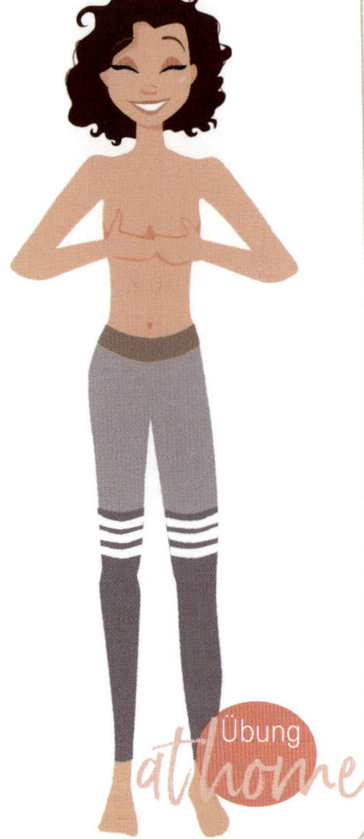

Die Katze in dir

Der etymologische Ursprung des Wortes »Pussy« ist zwar umstritten, kommt aber am wahrscheinlichsten von alteuropäischen Bezeichnungen für »Katze«. Das ist doch eine tolle Metapher für unser schönes Stück: Katzen sind zart und süß und wissen, sich in Szene zu setzen. Inspirierend ist ihre Art, sich zu entspannen, ihre Kunst, Streicheleinheiten völlig zu genießen, ihre selbstbewusste, sinnliche Art, sich zu bewegen, und ihre Selbstbestimmtheit, Wildheit und Agilität. All das liegt auch in der Natur unserer Pussy, ob sie nun bereits völlig entfaltet ist oder noch im Dornröschenschlaf schlummert. Anatomisch bezeichnen wir hier als Pussy die komplette Vulva und das Innere der Vagina.

Wir selbst werden durch Pussy Yoga unsere wilde, instinktive Seite finden, wir werden uns mit unserem Körper verbinden und wie eine Löwin selbstbewusst, sinnlich, geschmeidig und stark.

Fakten to know

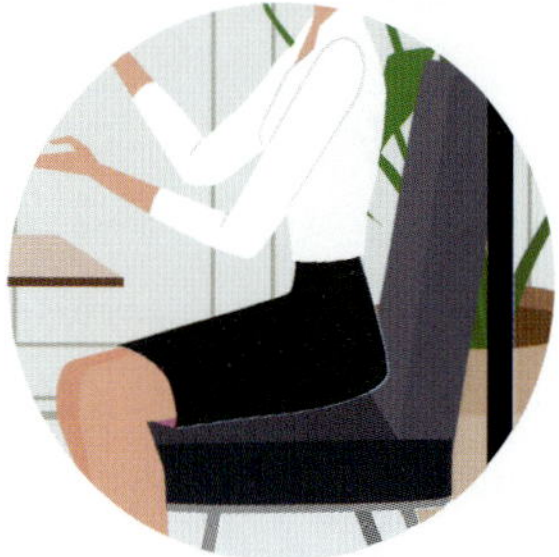

Sitzbeinhöcker versenken

Spüre deine Sitzbeinhöcker im Sitzen, und lasse sie immer tiefer in die Sitzfläche sinken. Bemerkst du, wie sich deine Haltung aufrichtet und wie dein Beckenboden sich aktiviert?

Übung at work

Je mehr du liebst,
desto schöner ist dein Leben.

#pussyyoga

Pussywände zusammenbringen (2)

Stelle dir vor, wie du die rechte und linke Vaginalwand zueinanderbringst. Mache es erst leicht und pulsierend, und fange dann an, mit beide Seiten schneller zu flattern, so als wolltest du mit ihnen Applaus klatschen. Stelle dir dabei einen Schmetterling vor. Spüre, wie diese Übung die Durchblutung deiner Vagina fördert und sich immer mehr Gefühle einstellen.

Nun lasse ganz bewusst los, und spüre, wie die Anspannung langsam nachlässt.

Um vollständig loszulassen, atme lange Atemzüge in deine Pussy, und fühle, wie sie sich ausdehnt.

Übung at work

Angewohnheit zum Abgewöhnen

Hochklappen

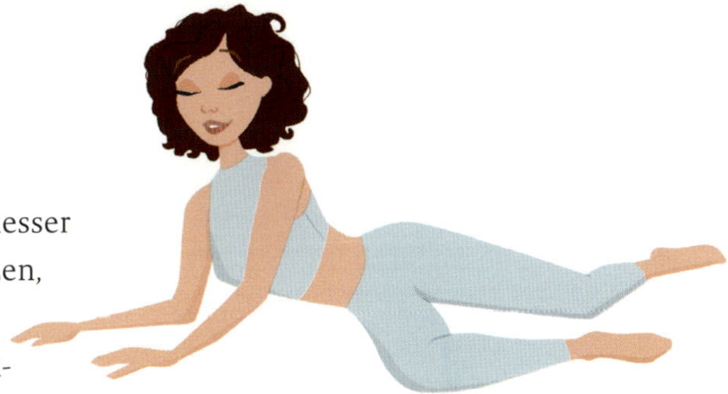

Aus dem Liegen wie ein Taschenmesser hochzuklappen, um sich aufzusetzen, belastet den Beckenboden und dic Wirbelsäule. Rolle dich beim Hochkommen lieber elegant über die Seite nach oben.

- Lege dich auf die Erde, indem du erst ins Sitzen kommst und dann deinen Oberkörper, von den Armen abgestützt, seitlich auflegst. Richte dich dann über die Seite wieder in den Sitz.
- Experimentiere mindestens 10-mal, über beide Seiten ins Liegen und wieder ins Sitzen zu kommen, bis du das Gefühl hast, dass es elegant aussieht und sich auch so anfühlt. Spiele mit deinem Sexappeal ;).

Übung at home

Hüftknochen

Gegeneinander verschieben (4)

- Erspüre deine Sitzbeinhöcker, wo auch immer du heute herumstehst. Lasse sie tief in die Erde fallen.
- Verschiebe, ohne dein Becken äußerlich zu bewegen, beide Sitzbeinhöcker gegeneinander, abwechselnd vor und zurück, und beobachte, wie sich dein Beckenboden aktiviert und mit den Muskeln deines Torsos verbindet.
- Welche Muskeln kannst du noch spüren? Aktiviere sie nicht bewusst, konzentriere dich nur auf die Bewegung deiner Beckenknochen.

Entspanne zwischendurch immer ganz bewusst.

Übung at work

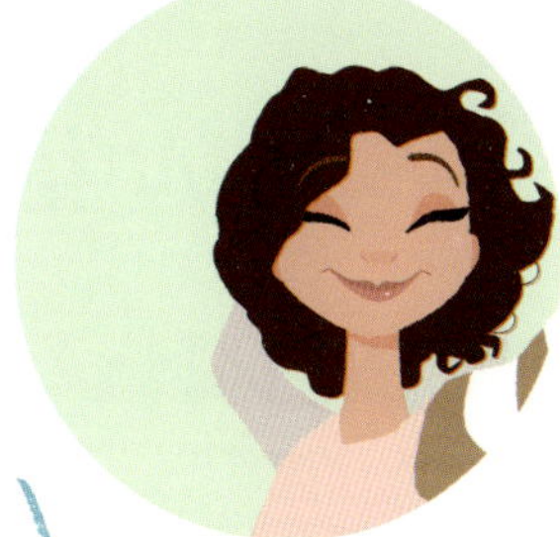

Schwerkraft und Leichtkraft genießen (3)

Fühle, wie sich deine Hand gegen die Schwerkraft über deinen Kopf hebt und dann von oben über deine Haare streicht, vielleicht an deiner Wange zu liegen kommt.

Lasse sie nun mit einem Bewusstsein für die Schwerkraft über dein Gesicht, deinen Hals und deine Brüste zum Bauch sinken. Deine Sinne und dein Bewusstsein sind voll eingeschaltet.

Übung at work

Pussywände zusammenbringen (3)

Bringe die vordere und hintere Wand deiner Vagina zusammen. Und beobachte, wie sich dein Becken aufrichtet. Kneife auf gar keinen Fall deine Schließmuskeln zusammen. Achte auf Resonanz in Mund, Kiefer und Kehle.

Lasse los und wiederhole die Übung nun im Atemrhythmus:

Einatmen, loslassen, ausatmen, zusammenbringen.

Lasse zum Schluss noch mal ganz bewusst los, und beobachte,
wie sich nach und nach alles entspannt.
Diese Entspannung ist gerade hier besonders wichtig.

Übung at work

Gehe beim Sex in die Tiefe

Spüre beim Liebesakt ganz bewusst, wenn dein Partner mit seiner Hand deinen Rücken entlangstreicht. Und auch umgekehrt – wie fühlt sich der Körper deines Partners auf deiner Haut an? Lasse dich ganz auf die Erfahrung ein. Dabei geht es nur darum, im Moment zu sein. Keine Sorge, es ist nicht schlimm, wenn dir Bilder durch den Kopf jagen oder du immer wieder ans Büro denken musst. Nimm die Gedanken wie in der Meditation wahr, und wende dich entschlossen wieder dem Fühlen zu.

Auf diese Weise wirst du am ehesten einen Orgasmus erreichen, aber auch, wenn nicht, wird eine halbe Stunde in diesem Zustand des Fühlens dir eine größere Entspannung und mehr Intimität mit deinem Partner bringen. Nach dem entspannten Fühlen wirst du dich wie nach einer guten Massage oder Meditation wahrnehmen und bestenfalls einen bewusstseinserweiternden Orgasmus erleben – dein Partner wird sich in jedem Fall an einer sinnlichen Geliebten erfreuen.

Fakten to know

Was uns davon abhält,

uns beim Sex fallen zu lassen,

ist die Angst vor Kontrollverlust in Kombination

mit der Angst, uns ganz offen zu zeigen.

Hingabe erfordert eine große Portion Mut.

#pussyyoga

Pussy Tao (1)

Laut dem Tao hat unsere Pussy Reflexzonen.
Wenn du sie der Länge nach in vier Bereiche einteilst, sind es von unten nach oben:

1. Niere
2. Leber
3. Milz und Bauchspeicheldrüse
4. Lunge

Der Muttermund ganz oben in der Vagina ist mit dem Herz verbunden.
Das erklärt die bei vielen Frauen so gefühlsintensiven Orgasmen,
wenn er beim Sex stimuliert wird.

Fakten to know

Pussy Tao (2)

Diese klassische Übung aus dem Tao sollte nur in Maßen angewendet werden, um eine Verspannung des Beckenbodens zu vermeiden.

- Stelle dir in deiner Vagina die vier Bereiche Niere, Leber, Milz/Bauchspeicheldrüse und Lunge vor, die wie Ringe aufeinanderliegen.
- Nun ziehe langsam den untersten Ring enger, behalte diese Spannung bei, und gehe zum zweiten Ring über, dann zum dritten und zum vierten, bis du alle zusammen angespannt hast. Atme dabei die ganze Zeit entspannt.
- Dann lasse wieder langsam der Reihe nach von oben nach unten los.
- Wiederhole diese Übung maximal 3-mal.

Übung at work

Warum Verletzlichkeit für guten Sex unabdingbar ist

Das Faszinierende an Sexualität ist, dass wir bei diesem Thema alle sehr verletzlich sind. Wir haben große Angst vor Zurückweisung und davor, nicht gut genug zu sein, nicht schön genug zu sein, wir haben Bedenken, unseren Partner nicht befriedigen zu können oder dem Partner zu kommunizieren, was wir uns wünschen. Doch Scham ist unsere größte Hürde. Scham hält uns gefangen.

Wie können wir Scham überwinden? Indem wir trotz Angst unsere Blöße zeigen und unsere Wahrheit sagen. Das ist nie einfach, aber immer sehr befreiend.

Fakten to know

Tiefe Hocke (3)

Lasse dich entspannt in die Hocke gleiten.

- Wenn du die Endposition erreicht hast, bleibe hier, solange es bequem ist, und entspanne.
- Wenn du richtig entspannt bist, bewege dein Becken in alle Richtungen – immer mit einem sinnlichen und neugierigen Gefühl.
- Komm am Ende mit dem Kopf führend und mit einem geraden Rücken wieder hoch.

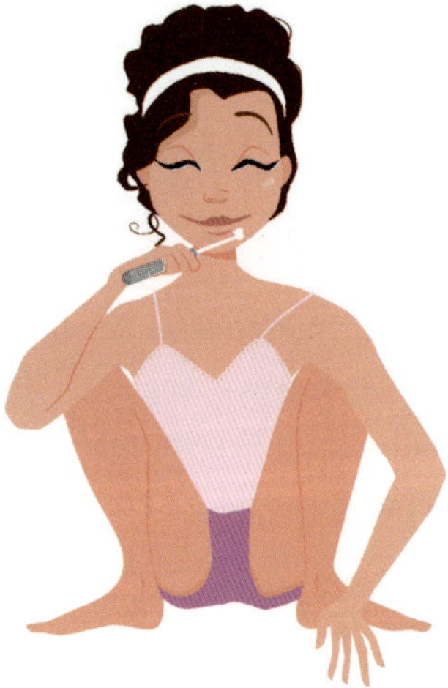

Tipp Wiederhole das gern später im Laufe des Tages noch mal.

Übung at home

Angewohnheit zum Abgewöhnen

Bauch einziehen

Viele Frauen ziehen ihren Bauch unbewusst ein. Doch was da vorn verschwindet, löst sich ja nicht in Luft auf. Es wird in deinen Körper gedrückt, und zwar nach oben und unten. Das quetscht deine Organe, die dann nicht mehr so gut arbeiten können, belastet dein Zwerchfell, das dann keine volle Atmung mehr ermöglichen kann, und deinen Beckenboden, der so ausleiert oder chronisch verspannt.

Ein angespannter Bauch und Beckenboden signalisiert dem Körper Gefahr und hemmt so die Verdauung, was wiederum dazu führen kann, dass der Darm sich mit Fäulnisgasen füllt oder wir Gewicht ansetzen.

Diesen Teufelskreis kannst du nur durchbrechen, wenn du deinen Bauch entspannst.

Übung to go

Pussy Tao (3)

Das ist eine klassische Übung aus dem Tao, die allerdings nur in Maßen angewendet werden sollte, um eine Verspannung des Beckenbodens zu vermeiden.

- Stelle dir in deiner Vagina die vier Bereiche Niere, Leber, Milz/Bauchspeicheldrüse und Lunge vor, die wie Ringe aufeinanderliegen.
- Atme ein, und ziehe beim Ausatmen von unten nach oben alle Ringe zusammen. Lasse beim Einatmen los. Es ist wie Atmen mit der Vagina.
- Atme so 10-mal, und entspanne anschließend ganz gründlich.

Übung at work

Was tun mit negativen Emotionen?

Wo finden Emotionen statt?
Wo fühlst du Einsamkeit, Enttäuschung und Stolz?

Emotionen spielen sich in unserem Körper ab, wir nehmen sie mit dem Sinn, den wir Introspektion nennen, wahr. Dieser dient dazu, unser Erleben und Verhalten zu betrachten, zu beschreiben und zu analysieren, und kann so zur Selbsterkenntnis führen. Negative Emotionen sind wertvoll und sollten ganz erlebt werden, denn sie zeigen uns, wo wir mit unserem Leben nicht zufrieden sind, und können uns zu Lösungen führen.

Mehr dazu findest du in meinem Buch Pussy Yoga, ebenfalls bei Komplett-Media erschienen.

Fakten to know

Becken mental aufrichten (2)

Stell dir heute beim Gehen vor, dass dein Schambein nach oben zum Bauchnabel zieht.

Beobachte, wie sich beim Gehen deine Becken aufrichtet.

Wie wirkt sich diese Vorstellung auf deinen Gang aus?

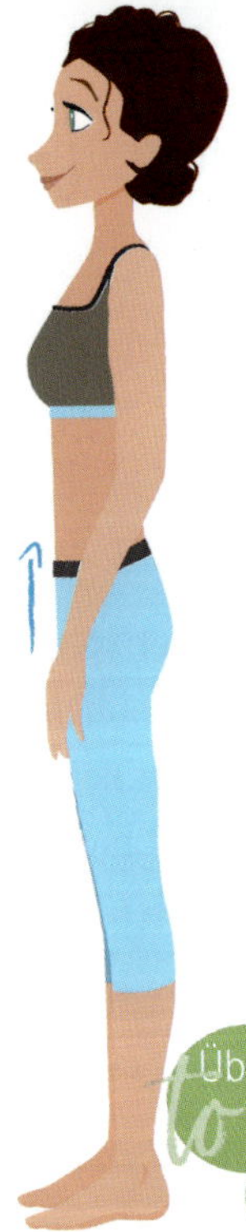

Übung to go

Wenn wir lernen, unangenehme Emotionen zu handhaben, indem wir ihnen Raum geben und sie durch uns durchfließen lassen, wachsen wir über uns selbst hinaus. Wir bleiben emotional offen für große Leidenschaft und Liebe. Es gibt uns eine emotionale Freiheit, die es uns ermöglicht, trotz unbequemer Emotionen, wie Angst, Wut oder Scham, die richtigen, mutigen Entscheidungen in unserem Leben zu treffen.

#pussyyoga

Pussy Tao (4)

Das ist eine klassische Übung aus dem Tao, die allerdings nur in Maßen angewendet werden sollte, um eine Verspannung des Beckenbodens zu vermeiden.

- Stelle dir in deiner Vagina die vier Bereiche Niere, Leber, Milz/Bauchspeicheldrüse und Lunge vor, die wie Ringe aufeinanderliegen.
- Atme ein, wenn du von unten nach oben anspannst, und atme durch den Mund aus, wenn du die Anspannung in der Vagina loslässt, lasse dabei ein unkontrolliertes »Ahhh« entweichen.
- Entspanne mindestens so lange, wie du geübt hast.

Übung at work

Sinnlich essen

Durch die folgenden Tipps kann Essen zu einer entspannenden Ruheoase in deinem Arbeitstag werden:

- Nimm dir Zeit für 5 tiefe Atemzüge in Vorfreude auf dein Essen. Das wirkt über deinen Vagusnerv sofort beruhigend auf dein Nervensystem.
- Entspanne deinen Bauch.
- Nimm dein Essen mit allen Sinnen wahr.
- Lege dein Besteck nach jedem Bissen ab, um in Ruhe zu kauen.
- Kaue dein Essen gründlich, bis es ein richtiger Brei ist.

Übung to go

Beckenmassage

Öffnen aller Beckengelenke (4)

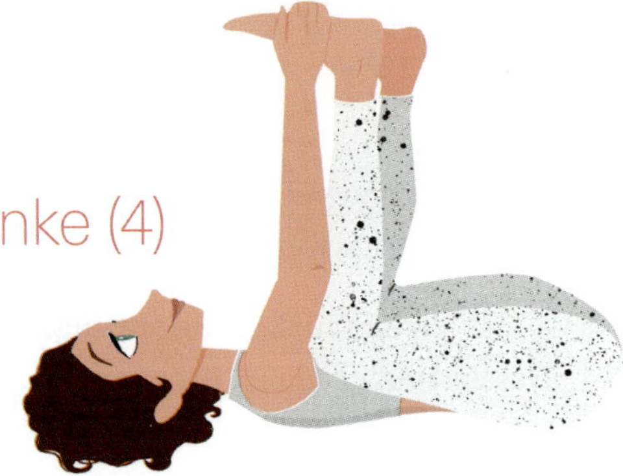

Ziehe die Knie im Liegen zur Brust.

Greife nun deine Füße von der Seite oder von oben über die Zehen, und bringe deine Knie rechts und links von deinem Bauch nach unten – etwa so, wie Babys es tun. Genieße die Position für mindestens 7 tiefe Atemzüge.

Rolle aus der Babyposition nun, mit den Armen die Füße steuernd, von Seite zu Seite. Versuche, es nicht mit Schwung zu machen, sondern in Zeitlupe. Nutze die Schwerkraft, öffne gleichzeitig alle Gelenke in deinem Becken, und dehne alle Muskeln, Sehnen und Bänder.

Übung at home

Alte Muster hemmen uns im Bett

Vermeintliche Lösungen, die uns in bedrohlichen Situationen in unserer Kindheit (hoher Erregungsfaktor) geholfen haben, werden besonders stark im Gehirn verankert. Das ist ein Grund, warum wir immer wieder in alten Mustern enden, die uns heute aber nichts mehr nützen.

So kann es zum Beispiel sein, dass du als Mädchen gelernt hast, dass du dich auf niemanden verlassen kannst, dass du niemandem trauen kannst oder dass du alles allein machen musst. Dass du nie die Kontrolle verlieren darfst. Diese alte Angst kann dich heute davon abhalten, beim Sex, wenn dein Erregungsfaktor steigt, loszulassen.

Wenn du dich einem Erwachsenen anvertraut hast und er sich über dich lustig gemacht hat, kann es dazu führen, dass du dich heute schämst, deine Bedürfnisse mit deinem Partner zu teilen, und so frustriert bist, weil er selbst nicht auf die Idee kommt, dir genau das zu geben, was du dir wünschst.

Fakten to know

Tiefe Hocke (4)

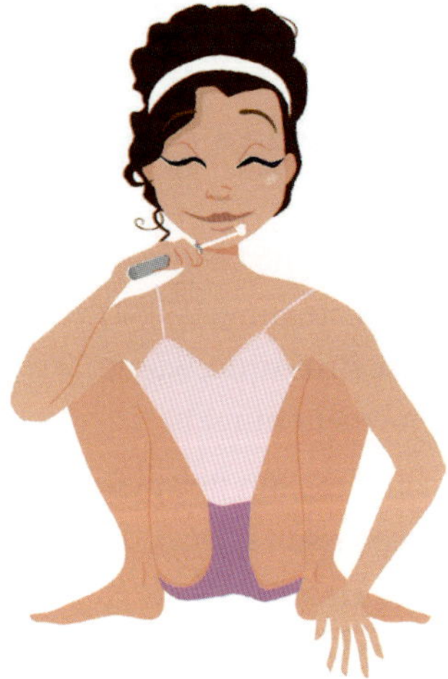

- Lasse dich in eine entspannte Hocke nieder. Und nun komme mit dem Kopf führend und mit einem geraden Rücken wieder hoch.
- Die Kraft kommt aus deinem Po und deinen Beinen. Sowohl das Hocken als auch das in die Hocke gehen und Wiederaufstehen trainiert deine Bein- und Pomuskeln.
- Führe diese Übung 7-mal hintereinander aus, und wiederhole sie gern im Laufe des Tages.

Übung at home

In einem erfüllten Leben geht es nicht darum,
möglichst leidensfrei am sicheren Ufer zu bleiben,
sondern das Leben intensiv zu genießen,
mit allen Höhen und Tiefen.

#pussyyoga

Pussy Tao (5)

Konzentriere dich jetzt auf die oberste Stelle deiner Vagina am Muttermund.

Ziehe sie leicht zusammen und spüre, was du empfindest. Diese Stelle zu aktivieren oder zu pulsieren gibt mir und vielen anderen Frauen immer ein Gefühl von Ganzheit, Frieden und Erdung. Manchmal aktiviert es sich von selbst, wenn ich in einer starken Gemeinschaft von Frauen bin.
Ich vermute, das liegt daran, dass hier wegen der Verbindung zum Herzen ein Kraftzentrum liegt.

Verbinde dich mit dem Punkt den ganzen Tag, und entspanne immer wieder sehr bewusst.

Übung at work

Sakralchakra (Svadhisthana)

oder Sexualchakra

Dieses Chakra befindet sich mitten in deinem Becken und steht für Schöpferisches: Sexualität, Beziehungen, Kraft, Macht und Kreativität.

Hier entstehen unsere Wünsche, Pläne, Begehren und Träume.

Ist es in Balance, liebst du die Sinnlichkeit und genießt dein Leben in vollen Zügen.
Du stehst zu deinen Gefühlen und Bedürfnissen und teilst sie anderen offen mit.
Du liebst deinen Körper und genießt jeden Zentimeter.
Du fühlst dich kreativ und kannst deine Ideen umsetzen.

Fehlt dir die Balance, fühlst du dich emotional taub und abgeschnitten oder übersensibel.
Du glaubst nicht an deine Kreativität oder sabotierst deine besten Ideen selbst.
Du hast keine Lust auf Sex oder kannst nicht aufhören, an Sex zu denken.
Du hast sexuelle Hemmungen und Angst, offen zu deiner Lust zu stehen.

Fakten to know

Sakralchakra-Meditation

Nimm dir 5 bis 20 Minuten Zeit, und beginne die Meditation, wie in der Beckenbodenmeditation auf Seite 58 beschrieben.

Wende nach ein paar Atemzügen deine Konzentration auf den Bereich deines Sakralchakras mitten in deinem Becken. Stell es dir wie ein rotierendes Rad oder einen Feuerball in einem leuchtenden Orange vor.

Das ist ein sehr kraftvoller Punkt, es kann sein, dass du direkt ein Kribbeln wahrnehmen kannst, bei mir aktivieren sich meist meine Pussy und mein Herz, und ich spüre eine immense Vorfreude auf das Leben.

Was auch immer es bei dir ist,
lasse alles zu, lasse alles fließen.

Übung at home

Die Pussyerweckung (1)

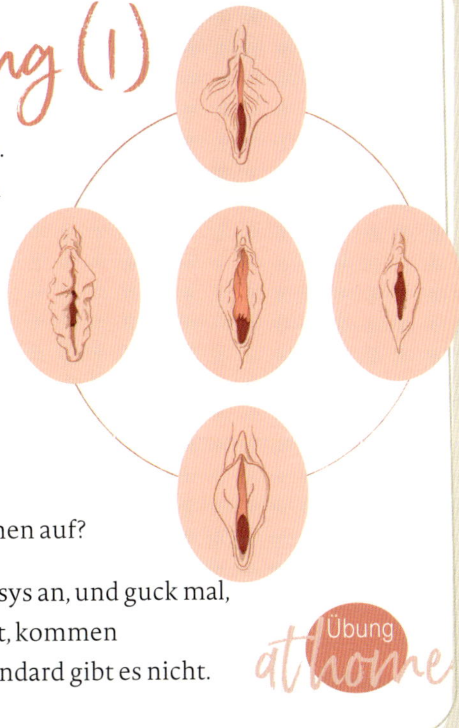

Heute brauchst du 15 Minuten Ruhe nur für dich. Wasche dir die Hände, und stelle dir Öl und einen Handspiegel bereit.

Mache es dir auf einem Bett oder einer Couch bequem, und fange an, deine Pussy zu untersuchen. Berühre sie, bewege sie und untersuche sie wie eine Forscherin. Welche Stellen sind empfindlich? Welche taub? Gibt es irgendwo verspannte Stellen? Welche Berührungen mag sie? Welche Emotionen kommen auf?

Schau dir auf dem Bild die unterschiedlichen Pussys an, und guck mal, ob deine auch abgebildet ist. Wie du sehen kannst, kommen Pussys in allen Formen und Farben vor, einen Standard gibt es nicht.

Übung at home

Was auch immer es ist, was sich bei dir regt,
wenn du Pussy Yoga machst, es wird dich
Schritt für Schritt näher zu dir selbst bringen,
und das ist der Schlüssel zu einem erfüllten Leben
und einem hemmungslosen Liebesleben.

#pussyyoga

Der weibliche Rhythmus (3)

Achte darauf, wie dein Körper und deine Hormone sich im Laufe deines Zyklus verändern. Deinen Zyklus zu beobachten ist ein wunderbarer Weg, deinen Körper sinnlich als den beeindruckenden Organismus zu begreifen, der er ist, und tiefe Selbstliebe zu entfachen.

Ich rate dir aber davon ab, dein Leben nach deinem Zyklus zu planen, wie es in den letzten Jahren populär geworden ist. Das macht dich unfrei. Wichtige Verhandlungen oder öffentliche Reden können in jeder Zyklusphase mit ihrer speziellen Energie gemeistert werden.

Deinen Zyklus zu kennen macht dich jedoch offener und verständnisvoller, was deine körperlichen Ressourcen angeht.

Fakten to know

Minirock – Beckenspannungen ausbalancieren

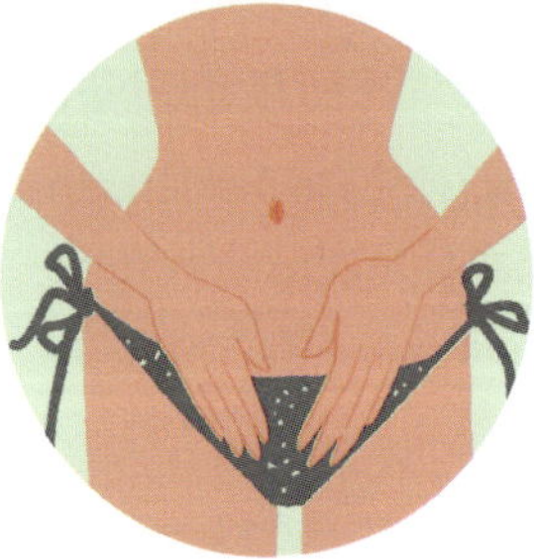

Stell dir heute beim Gehen vor, dass du einen knappen Minirock trägst, der sich vorn in der Bauchgegend zusammenzieht und dafür hinten weiter wird. Folge der Bewegung mental: Die Bewegung vorn zieht die Maschen enger zusammen, und hinten werden sie weiter aufgedehnt.

- Beobachte, wie sich beim Gehen deine Gelenke lösen.

Wie wirkt sich diese Vorstellung auf deinen Gang aus?

Übung to go

Angewohnheit zum Abgewöhnen

Bücken

- Vermeide es, dich mit rundem Rücken zu bücken, um etwas vom Boden aufzuheben oder in einer Schublade zu kramen. Beuge besser die Knie und gehe in die Hocke.
- Damit das möglichst schnell zur Gewohnheit wird: Gehe mit einem geraden Rücken in die Hocke, deine Fersen können sich dabei ruhig vom Boden lösen. Zum Hochkommen drücke dich kräftig mit deinen Beinen hoch.
- Mache die Übung heute 10-mal, und nutze jede Gelegenheit, bei der du dich sonst bücken würdest, um locker in die Hocke zu gehen.

Übung at home

Füße in die Erde drücken (3)

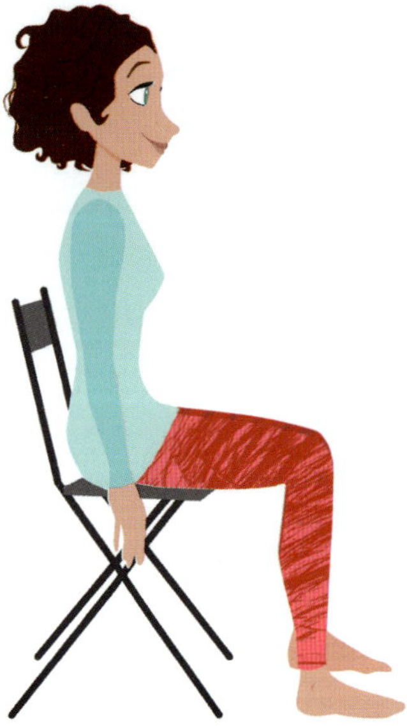

Probiere Folgendes, wo auch immer du heute zum Sitzen kommst:
Drücke beide Füße in die Erde, und beobachte, was in deinem Beckenboden und in deinem Körper geschieht. Wenn du merkst, dass sich dein Levator ani aktiviert, beide Sitzbeinhöcker zusammenkommen und dein Becken sich aufrichtet, liegst du richtig. Achte auf eine lockere erste Beckenbodenschicht.

Tipp Stehe zwischendurch immer mal wieder auf, um den Effekt auf deine Körperhaltung zu untersuchen. Wenn du deutlich aufgerichteter bist, hast du das Ziel der Übung erreicht.

Übung at work

Jedes Mal eine neue Welt

Wie wir unsere Lust und Orgasmen empfinden, ist zutiefst individuell und von Mal zu Mal anders.

Pussy Yoga wird dich von Tag zu Tag mit deinem Körper, deinen Instinkten, deinem Becken und deiner Pussy vertrauter machen und dir helfen, dich sinnlich, sexy und unwiderstehlich zu fühlen. Es wird aber auch deine Pussy stärker, agiler und empfindlicher machen und die Nervenenden in deinem Becken anregen, sodass diese mehr und stärkere Signale zum Gehirn funken können. Das macht deine Erregung intensiver und ermöglicht dir stärkere, vollere Orgasmen.

Fakten to know

Die Pussyerweckung (2)

Heute brauchst du 15 Minuten Ruhe nur für dich. Wasche dir die Hände, stelle dir Öl bereit, und mache es dir auf einem Bett oder einer Couch bequem.

Heute nehmen wir uns ausschließlich die Klitorisspitze vor, streiche dazu mit etwas Öl am Finger von deiner Vagina aus bis zur oberen linken Klitorisseite. Jetzt wirst du, wie in einer Meditation, in einem Selbstexperiment nur diese eine Stelle streicheln, immer wieder von oben nach unten und hin und her. Entspanne dich dabei, lasse den Atem fließen, und beobachte, was passiert.

Es ist ein Experiment, das an die Orgasmic Meditation angelehnt ist, und hat das Potenzial, dir eine Menge über dich selbst und dein Verhältnis zu Freude, Lust und Sex zu verraten.

Übung at home

Du kannst nur ändern,

was du kennst – und du kannst nur von dort starten,

wo du gerade bist.

#pussyyoga

Po (4)

Wo auch immer du heute unbeobachtet stehst, tanze die Wippe (siehe Seite 187), und wenn immer eine Seite hochgeht, spanne dort die Pobacke ruckartig an, und lasse sofort wieder los.

Spürst du, wie deine Hüfte vom Po nach oben geworfen wird? Wir Tänzerinnen nennen das einen Akzent.

Spiele mit dem Rhythmus und der Geschwindigkeit, und wiederhole die Übung, so oft du Lust hast, über den Tag verteilt. Das ist herrlich lockernd für die ganze Hüfte und macht besonders viel Spaß zu rhythmischer Musik!

Übung at work

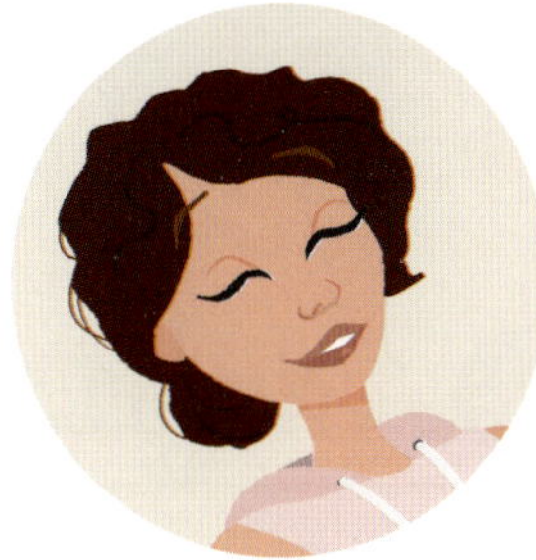

Loslassen

Der Orgasmus erfordert unbedingtes Loslassen.
Fühle, wie sich die Wellen der Ekstase in deinem Körper aufschaukeln.

Unser Herzschlag, Blutdruck und auch die Atemgeschwindigkeit erreichen beim Orgasmus ihren Höhepunkt, unsere Becken- und Vaginalmuskulatur kontrahiert mit einer abfallenden Intensität. Es ist ein rauschhafter Zustand, in dem dreißig verschiedene Gehirnregionen aktiv sind.

Fakten to know

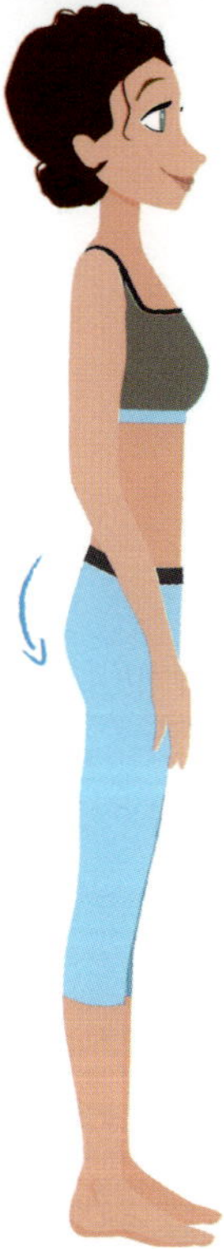

Becken mental aufrichten (3)

Stelle dir heute beim Gehen vor, dass dein Steißbein nach unten zur Erde zieht.

Wie fühlt sich diese Dynamik in deinem Becken an?

Beobachte, wie sich beim Gehen dein Becken aufrichtet und sich deine Gelenke lösen.

Wie wirkt sich diese Vorstellung auf deinen Gang aus?

Übung to go

Detox und Straffung

Für deine Brüste (3)

- Fahre mit deiner rechten Hand um deine beiden Brüste in einer vorgestellten liegenden Acht. Wechsle die Richtung, wenn es sich für dich richtig anfühlt. Wiederhole anschließend alles mit deiner linken Hand.

- Umgreife deine Brüste, als wolltest du mit deinem Zeigefinger und Daumen ein BH-Körbchen bilden, und streiche nach oben zur Brustwarze, als wolltest du etwas aus deinen Brustwarzen herausquetschen. Dabei kannst du dir vorstellen, dass du alte, stagnierende Energie aus den Brüsten herauspresst und sie abschüttelst.

- Halte beide Brüste in deinen Händen, und spüre nach. Sei dankbar, dass du zwei gesunde schöne Brüste hast und dass sie nun mit jeder Massage schöner, straffer und gesünder werden.

Übung at home

Authentizität ist sexy,

nicht das Streben nach Perfektion.

#pussyyoga

Das Glück loslassen

Positive Gefühle zu genießen ist auch eine Disziplin. Ich habe mich früher immer wieder dabei erwischt, wie ich jeden Anflug von Freude analysiert habe. Ich wollte wissen, was der Grund war, um mir dann zu überlegen, wie ich diese Freude festhalten und in Zukunft noch mehr davon auf Knopfdruck herstellen könnte. Doch genau dieses Denken verursachte den Verlust meiner Freude. Es brachte mich aus dem instinktiven sinnlichen Dasein in ein analytisches Denken.

Wenn du also das nächste Mal wieder von einem unerklärlichen positiven Gefühl durchströmt wirst, lasse dich davon einfach durchfluten!

Fakten to know

Vom Beckenboden aus die Beine steuern (5)

- Lehne dich bequem am Schreibtisch zurück: Deine Beine sind hüftweit ausgestreckt, deine Zehenspitzen zeigen in Richtung Decke.
- Lasse deine Beine so ausgerichtet, und flexe deinen rechten Fuß, indem du die Zehen zu dir heranziehst. Strecke deine Zehen am linken Fuß von dir weg wie eine Ballerina. Was macht dein Beckenboden hier?
- Flexe und strecke deine Füße nun abwechselnd, und beobachte dein Muskelspiel im Inneren des Beckens.

Entspanne, und mache die Übung immer, wenn du mal eine kleine Pause brauchst.

Übung at work

Füße in die Erde drücken (4)

Erspüre im Stehen deine Sitzbeinhöcker, und richte deine Wirbelsäule auf, indem du dir vorstellst, dass jeder einzelne Wirbel und dein Kopf nach oben zur Decke schweben.

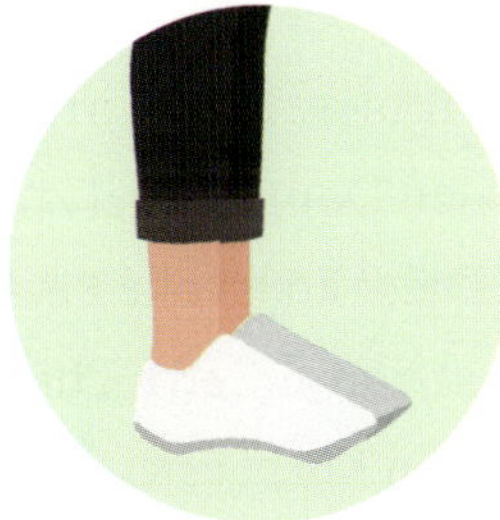

- Nun drücke mit dem rechten Fuß in die Erde, bis du eine Kettenreaktion und Kraftentfaltung vom Fuß zum Beckenboden spüren kannst. Lasse los, und wechsle die Seite.

Wechsle nun weiter zwischen den Seiten hin und her, und beobachte, wie diese Übung im Rest deines Körpers nachwirkt. Das Ziel ist maximale Intensität bei maximaler Leichtigkeit. Spiele mit Druck und Geschwindigkeit. Spüre, ob beide Seiten symmetrisch sind und wie sich die Kettenreaktion durch deinen ganzen Körper zieht und dir hilft, ihn perfekt aufzurichten.

Übung to go

Doppelkegel

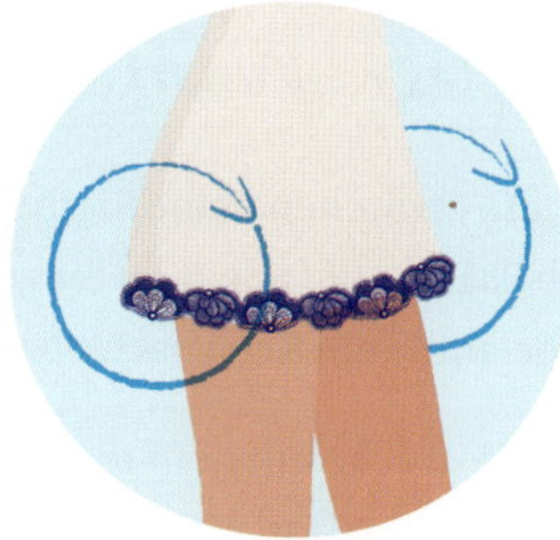

Probiere heute im Sitzen, rein im Geiste
den Doppelkegel zu machen.
Diese kraftvolle Beckenboden-Aktivierung
ist von außen nicht zu sehen. Einzig, dass
dein Körper sich strafft, ist für Dritte erkennbar.

Spüre, wie deine Hüftknochen sich gegeneinander verschieben.

Rechte Beckenschaufel vor und linke zurück, rechte hoch und linke runter, rechte zurück und linke vor, linke nach oben und rechte nach unten. Probiere auch die andere Richtung aus.

Übung at work

Auf dem Weg zur Freiheit und Authentizität
geht es nicht darum, Dinge, die wir an uns nicht mögen,
auszulöschen, sondern mutiger die Person zu werden,
die wir in unserem innersten Kern bereits sind.

#pussyyoga

Die Pussyerweckung (3)

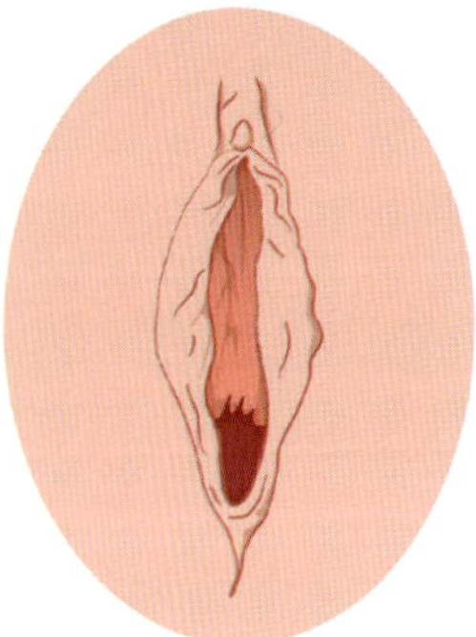

Heute brauchst du 15 Minuten Ruhe nur für dich. Wasche dir die Hände, stelle dir Öl bereit, und mache es dir auf einem Bett oder einer Couch bequem.

Streichle genussvoll um deine Pussy herum, und beobachte, wie sie langsam feucht wird. Gleite ganz vorsichtig und langsam in deine Pussy hinein, und erkunde, was du fühlst und welche Emotionen hochkommen. Wie fühlt sich der Raum deiner Pussy an? Welche Form hat er? Spürst du deinen Muttermund? Wie fühlt er sich an? Was empfindet er?

Spüre im Liegen nach, und dann beobachte, ob sich etwas verändert hat.

Übung at home

Sexy Gang

Spüre beim Gehen, wie deine Hüften sich bewegen, und lasse immer die Beckenhälfte des Beins, das gerade den Schritt macht, genüsslich und schwer nach unten sinken. Fühle, wie das deinen Gang sinnlicher, aber auch freier macht.

Das sieht nicht nur unheimlich gut aus, es ist auch ergonomisch die beste Art zu gehen.

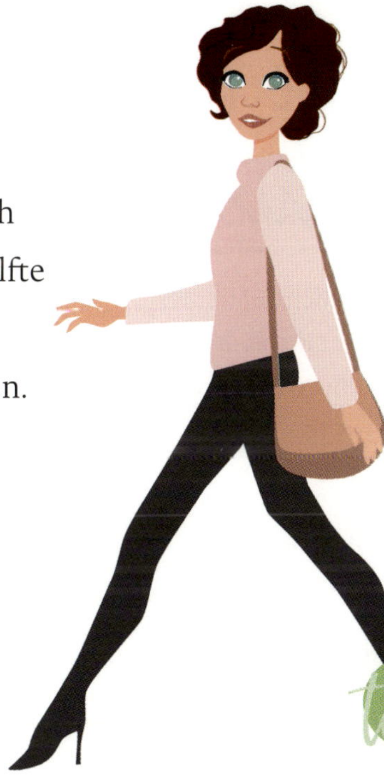

Übung to go

Sitzbeinhöcker langsam vorschieben

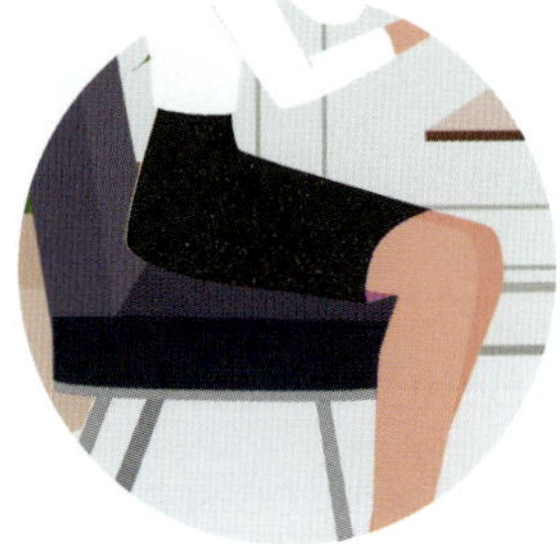

- Richte dich auf deinen Sitzbeinhöckern auf, und schiebe sie mit der Kraft deines Beckenbodens vor, als wolltest du die Sitzfläche vom Stuhl lösen und nach vorn schieben.
- Halte die so im Becken entstehende Spannung, während du locker weiteratmest. Spanne dabei nichts anderes an als deinen Beckenboden und von dort aus die verknüpfte Muskulatur. Die Pobacken bleiben unbedingt locker.
- Halte die Spannung, solange du kannst, und entspanne dann bewusst. Probiere die Übung heute immer wieder beim Sitzen an deinem Schreibtisch.

Übung at work

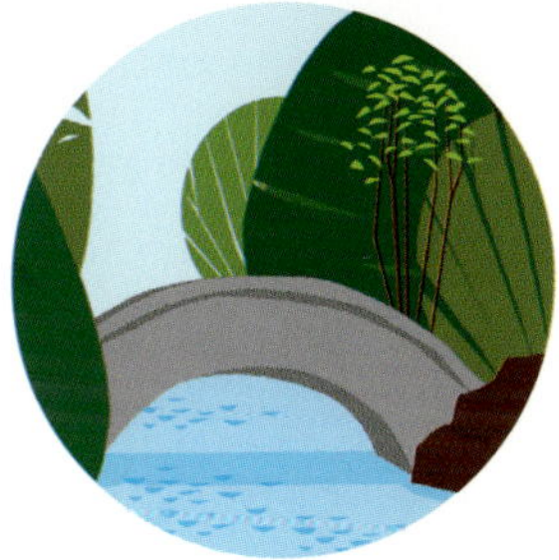

Treppauf

Probiere heute bei jeder Treppe, die du hinaufgehst, an deinen Beckenboden zu denken. Visualisiere, wie dich ein magischer Faden vom Kopf aus nach oben zieht, und wie sich von unten bei jedem Schritt dein Beckenboden aktiviert.

Mache es dir zur Angewohnheit, immer die Treppe zu nehmen statt des Lifts, dein Körper wird es dir danken!

Übung to go

Wenn du mit zu viel Leistungsdruck darangehst,
dich verändern zu wollen, verschließt sich ein Teil in dir:
der Teil, den du nicht magst, den du loswerden
oder heilen möchtest – der aber, um zu heilen,
gesehen und angenommen werden muss.

#pussyyoga

Hüftknochen

Gegeneinander verdrehen (4)

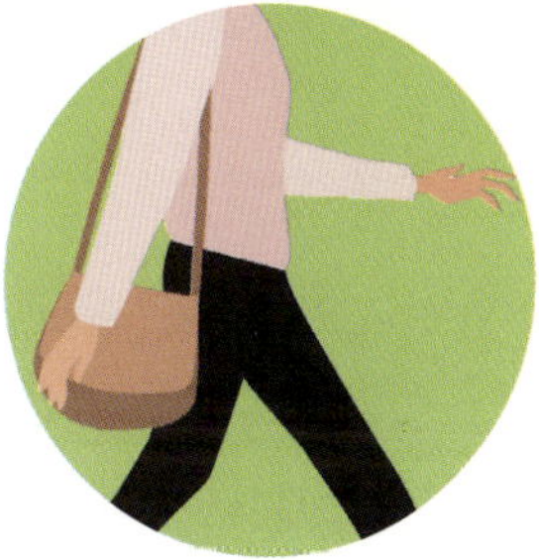

- Erspüre beim Gehen deine beiden Beckenknochen als Ganzes, und richte deine Wirbelsäule auf.
- Nun verdrehe deine Beckenknochen gegeneinander, abwechselnd vor und zurück, und beobachte, wie sich dein Beckenboden aktiviert und mit den Muskeln deines Torsos verbindet.

Entspanne zwischendurch immer ganz bewusst.

Übung to go

Sinnlich aufwachen (2)

Versuche es heute Morgen mit Freestyle-Pussy-Yoga – ganz nach Lust und Laune.

Rekel und strecke dich.
Was würde deinem Körper
jetzt gefallen?
Wecke deine innere Katze.
Wie möchte sie sich bewegen?
Spiele und tobe,
ganz, wie es dir gefällt.

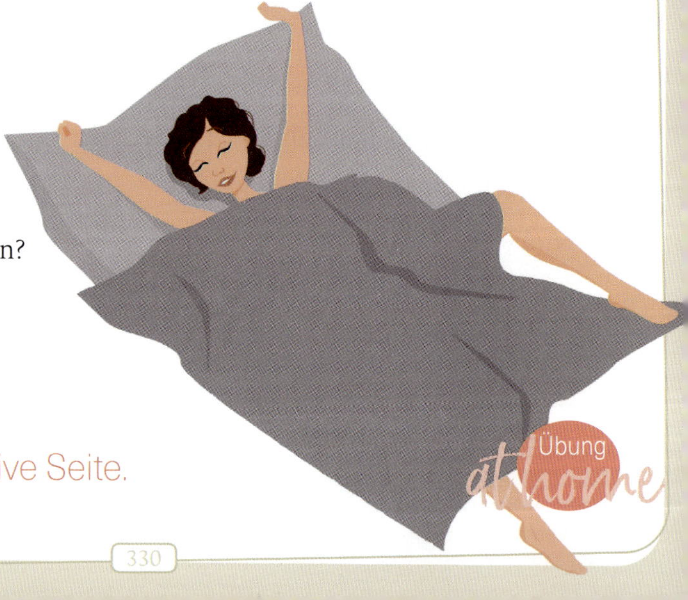

Erwecke deine wilde, verrückte und instinktive Seite.

Übung at home

Fühle dich luxuriös

Marie Kondo, die japanische Expertin für innere und äußere Ordnung, empfiehlt, nur Kleidung zu besitzen, deren Anblick uns jedes Mal erfreut. Sie spricht mir aus der Seele, denn auch sie arbeitet mit Sinnlichkeit und der Weisheit unseres Körpers.

Schau in deinen Kleiderschrank, und gib alles weg, was dich nicht glücklich macht. Weniger ist manchmal mehr!

Übung at home

Sitzbeinhöcker vorstoßen

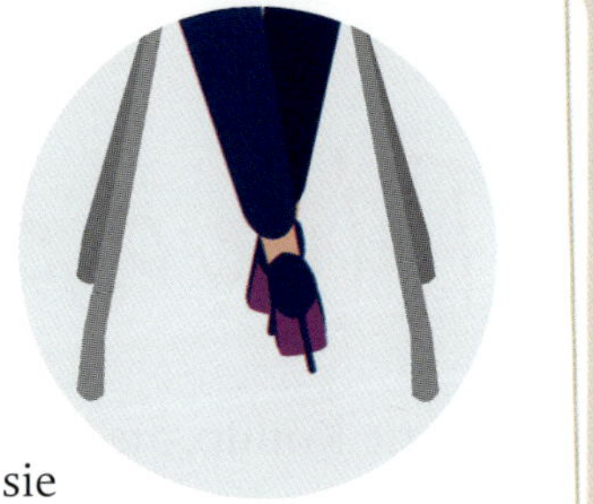

- Richte dich auf deinen Sitzbeinhöckern auf, und schiebe sie locker mit der Kraft deines Beckenbodens vor, als wolltest du die Sitzfläche vom Stuhl nach vorn schieben. Halte die so im Becken entstehende Spannung, während du in kleinen Pulsen immer weiter nach vorn schiebst.
- Spanne dabei nichts anderes an als deinen Beckenboden und von dort aus die verknüpfte Muskulatur. Die Pobacken bleiben unbedingt locker, und dein Atem fließt entspannt.

Mache die Übung, solange du Spaß hast, und lasse dann los. Wiederhole sie immer wieder am heutigen Tag.

Übung at work

Morgenroutine

Hast du eine Morgenroutine? Ein Set geliebter Handlungen, das dir hilft, deinen Tag sinnlich und voller Energie zu beginnen?

Wenn Zeit keine Rolle spielen würde, wie würdest du deine Morgen gern gestalten? Schreibe es detailliert auf.

Nun schau dir an, wie viel Zeit du morgens hast und welche der Aktivitäten du dir gern zur Gewohnheit machen würdest.

Du hast morgens keine oder zu wenig Zeit? Dann frage dich, ob du bereit wärst, 30 Minuten früher aufzustehen. Dazu solltest du nicht auf Schlaf verzichten, denn genug guter Schlaf ist für ein sinnliches Leben essenziell. Könntest du früher ins Bett gehen?

Übung at home

Der frühe Morgen ist eine gute Zeit,

um dich mit dir selbst zu verbinden.

Der Tag wird sich so entwickeln,

wie du ihn begonnen hast.

#pussyyoga

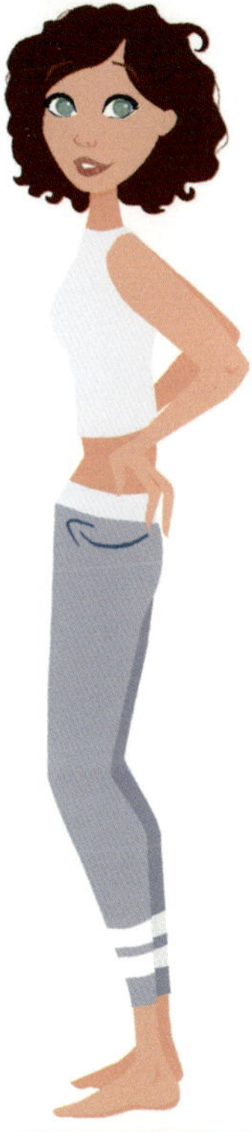

Beckenkippen (5)

Mache heute ein paar kleine Pausen, in denen du unbeobachtet bist: Kippe dein Becken langsam vor und zurück. Versuche, deinen Oberkörper zu entspannen und ruhig zu lassen, sodass sich dein Becken nur unter dem Bauchnabel bewegt.

Tanze die Bewegung immer schneller, sodass die Vibration deines Beckens durch deinen ganzen Körper geht.

Übung at work

BHs

BHs schränken unsere Atmung ein und behindern die Durchblutung und Entgiftung unseres Brustgewebes, zudem verringern sie unsere Melatonin-Produktion, die wir für einen erholsamen Schlaf brauchen. Wenn du nicht auf BHs verzichten kannst, lasse dich in einem Spezialgeschäft für große Brüste genau über die richtige Passform beraten.

Und keine Angst, du bekommst keine Hängebrüste: Ich bin jetzt 39, und meine Brüste sind schöner, straffer und voller als in meinen 20ern, als ich noch täglich BHs trug, aber meine Brüste nicht massierte ;-).

Fakten to know

Emotionale Freiheit

Scanne dich selbst von Kopf bis Fuß. Wo fühlst du etwas Unangenehmes? Konzentriere dich auf das, was dich am meisten stört. Es könnte zum Beispiel ein flaues Gefühl in deinem Brustkorb sein. Beobachte es ganz neugierig wie eine Wissenschaftlerin. Schau, wo es anfängt und aufhört.

Atme in diese Empfindung hinein, je langsamer, desto besser. Langsames Atmen hilft bereits, die Anspannung in deinem Körper zu senken.

Nun öffne dich dem Gefühl, und lasse es in deinem Körper größer werden. Gib ihm mehr und mehr Raum. Erlaube dieser Empfindung, da zu sein. Heiße sie willkommen, auch wenn es dir nicht leichtfällt. Erinnere dich daran, dass wir hier nicht versuchen, unsere Emotionen zu verändern. Das Ziel ist, mit ihnen Frieden zu schließen.

Übung at home

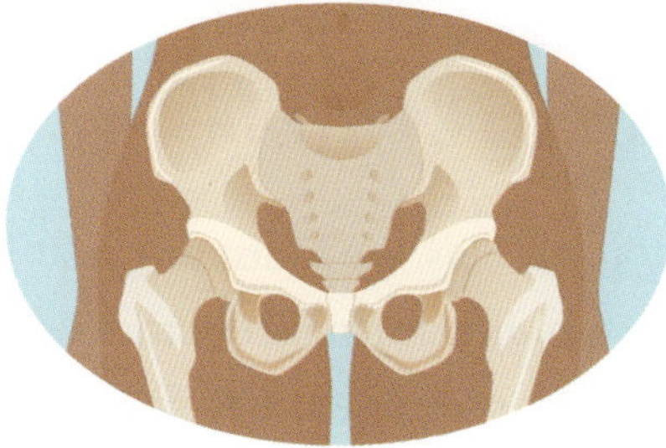

Sitzbeinhöcker-Beobachtung

Beobachte deine Sitzbeinhöcker heute den ganzen Tag, bei jeder Bewegung.

Was machen sie, wenn du dich hinsetzt, aufstehst, in die Hocke gehst, dich bückst, wenn du gehst, wenn du stehst?

Kannst du spüren, wie deine Beckenknochen organisch mit deinem Beckenboden zusammenarbeiten?

Übung to go

Das Verdrängen unangenehmer Gefühle
ist nur schmerzhafte Energieverschwendung.
Einzig und allein die Akzeptanz und das wache Gewahrsein
dieser Gefühle bringen dir Frieden.
Wenn du lernst, mit allen Emotionen zu leben,
werden sie viel weniger Macht über dich haben.

#pussyyoga

Revitalisierende Fußmassage

Unsere Füße sind zwar die Basis unseres Körpers und haben über die Reflexzonen direkten Einfluss auf unsere Gesundheit, aber wir nehmen auf sie in der Regel keine Rücksicht. Wir stecken sie in enge Schuhe und erwarten Höchstleistungen. Du wirst dich wundern, wie vitalisierend und entspannend bereits eine 5-minütige Fußmassage sein kann.

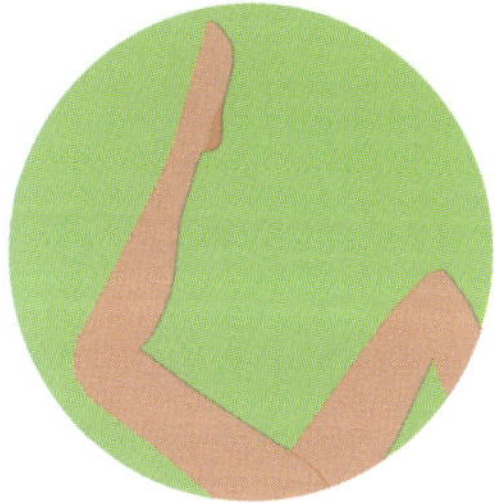

Nimm dir die Zeit morgens nach dem Duschen oder abends zum Einschlafen. Du brauchst keine ausgefeilte Technik, geh einfach nach deinem Gefühl, und knete deine Füße mit der Liebe, die sie verdienen.

Übung at home

S.O.S.-Maßnahmen

Für Stresssituationen

Lenke deine Aufmerksamkeit auf deinen Atem, und versuche, deinen Körper zu spüren. Atme ein und aus. Fühle, wie die Luft in deinen Körper »einfällt«, während du dein Zwerchfell bewusst loslässt, und fühle den Atem »herausfallen«, während du dein Zwerchfell und deine Organe weiter entspannst.

Beginne, immer mehr von deinem Körper wahrzunehmen. Erlebe ihn.

Weite dann deine Wahrnehmung für deine Umwelt.
Spüre sie mit allen Sinnen – ohne zu bewerten, lasse es einfach zu.
Du bist im Jetzt.

So wach und präsent kannst du die Situation besser beurteilen und richtige Entscheidungen treffen.

Übung to go

Kettenreaktion advanced (3)

- Probiere heute am Schreibtisch immer wieder Folgendes: Drücke abwechselnd das linke und das rechte Großzehengrundgelenk in die Erde.

- Spüre, ob du eine Kettenreaktion durch deine Beine in deinen Beckenboden bis zu deinen Schultern und zum Kopf spüren kannst.

Das ist eine kraftvolle Beckenbodenintegration und Ausrichtung des ganzen Körpers. Die Übung ist subtil und von außen kaum sichtbar, entspanne dabei immer wieder deine Pussy.

Übung at work

Schokoladenliebe

Esse, worauf dein Körper Lust hat.
Im Grunde weißt du instinktiv, was er benötigt.

Je mehr du auf ihn hörst, desto feiner kannst du unterscheiden, was er wirklich braucht. Du wirst wissen, wann er die Schokotorte will, um emotionale Leere oder Stress abzubauen, wann das Gehirn schlicht unterzuckert ist oder wann dein Körper sich nach essenziellen Fetten oder den diversen Nährstoffen des Kakaos sehnt.

Wenn du dich entscheidest, die Schokotorte zu nehmen, genieße sie Bissen für Bissen. Schuldgefühle beim Essen sorgen dafür, dass dein Körper gestresst ist, und hemmen die Verdauung.

Übung to go

Immer wenn du Liebe empfindest,

bade in diesem Gefühl und in dem Bewusstsein,

dass es heilend ist, nicht nur für den Empfänger deiner Liebe,

sondern auch für dich.

#pussyyoga

Loving-Kindness-Meditation

Versetze dich in eine meditative Stimmung, und sprich diese vier Sätze zu dir:

Möge ich sicher sein.
Möge ich glücklich sein.
Möge ich gesund sein.
Möge ich geliebt werden.

Sage diese Sätze aufrichtig ein paarmal. Denke an jemanden, der dir viel bedeutet, und sende ihm diese Wünsche. Dann denke an eine Person, die neutral ist, wie zum Beispiel die Kassiererin in deinem Supermarkt. Zu guter Letzt denke an jemanden, mit dem du Schwierigkeiten hast. Es ist wissenschaftlich erwiesen, dass diese Meditation zu mehr Verbundenheit und Harmonie mit anderen führt.

Übung at home

Sitzen ist nicht sexy (1)

Das Sitzen auf Sitzmöbeln ist einer der Gründe für die Immobilität und Erschlaffung unseres Beckenbodens. Die ehemalige NASA Wissenschaftlerin Dr. Joan Vernikos vergleicht die Auswirkung, die unser tägliches Sitzpensum auf unseren Körper hat, mit den drastischen Auswirkungen, die die Schwerelosigkeit im All auf Astronauten hat, weil sich in der Sitzposition Muskeln, Knochen, Gelenke und Gewebe nicht selbst gegen die Schwerkraft unterstützen und so ihre Kraft und natürliche Leistungsfähigkeit verlieren. Unsere Knochen brauchen Belastung, um kräftig zu bleiben, die Entlastung durch Sitzen führt zu porösen Knochen, vor allem im Becken und in den Beinen.

Was da hilft? Weniger sitzen und mehr Zeit in anderen immer wechselnden Positionen verbringen – und mehr Bewegung.

Beobachte heute, wann du sitzt, und suche nach besseren Alternativen.

Fakten to know

Sexy und geschmeidig (6)

Diese Übung befreit dich von Blockaden und macht dich geschmeidig und sexy:

- Kreise deine Handgelenke, und bewege jeden einzelnen Finger, mache Schlängel mit deinen Händen wie eine Bauchtänzerin.
- Kreise deine Unterarme um deine Ellenbogen wie Uhrzeiger.
- Kreise deine Schultern abwechselnd verführerisch nach hinten und nach vorn.

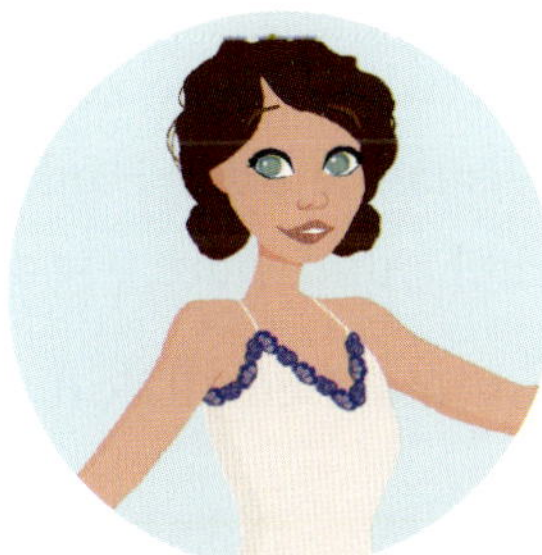

Übung at home

Kniend Doppelkegel (3)

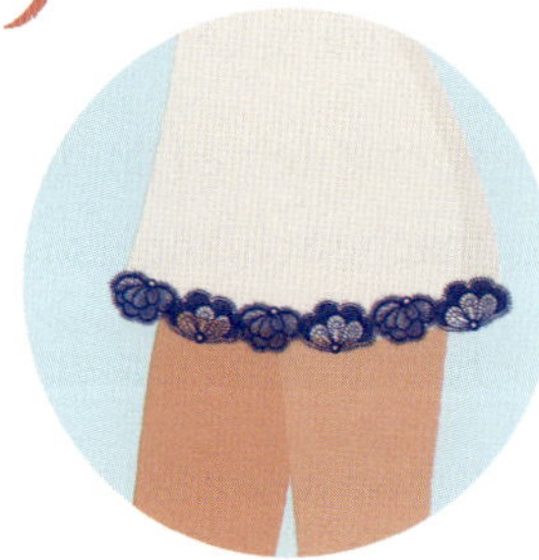

- Knie dich auf eine Matte oder einen Teppich.
- Hebe leicht dein Becken an, sodass es über deinen Fersen schwebt.
- Wippe deinen rechten Hüftknochen nach oben, und twiste ihn zurück.
- Dann wippe nach unten, und twiste vor. Setze diese Bewegung fort, bis sie geschmeidig fließt. Visualisiere den Punkt in deinem Becken, um den sich die ganze Bewegung dreht, und spüre, wie dein Beckenboden arbeitet.
- Mache es, solange du kannst, und wiederhole die Übung 3-mal.

Übung at home

Beschließe, dein Leben

in jedem Augenblick zu genießen!

#pussyyoga

Tiefengewebemassage der Wirbelsäule (4)

- Besorge dir einen Tennis- oder einen ähnlichen Ball. Lege dich auf eine Matte oder einen Teppich, und platziere den Ball links von deiner Wirbelsäule auf Höhe deines Steißbeins.
- Bleibe so ein paar tiefe Atemzüge liegen, lasse deinen Körper über den Ball schmelzen. Stell dir vor, wie er langsam zur Erde sinkt.
- Rolle den Ball etwas weiter nach oben neben der Wirbelsäule entlang, und wiederhole das Schmelzen, bis du ganz oben angekommen bist.
- Lege den Ball weg, und spüre nach. Rolle über die Seite hoch, und beobachte, wie du dich fühlst.

Wenn du Zeit hast, wiederhole die Übung mit der anderen Seite.

Übung at home

Sinnlich berühren

Spüre heute alles, was du anfasst, ganz genau. Wie ist die Textur des Kalenders, den du gerade anschaust, wie fühlt sich der Tisch an, die Türklinke, die Tastatur, spüre die Materialität. Ist sie hart, kalt, geriffelt oder ganz glatt? Was für ein Gefühl entsteht, wenn du darüberstreichst?

Kannst du spüren, wie sich deine Sinnlichkeit einschaltet?

Übung to go

Kettenreaktion advanced (4)

- Immer wenn du heute irgendwo stehst, probiere Folgendes: Drücke abwechselnd das linke und das rechte Großzehengrundgelenk in die Erde.

- Spüre, ob du eine Kettenreaktion durch deine Beine in deinen Beckenboden bis zu deinen Schultern und zum Kopf spüren kannst.

Das ist eine kraftvolle Beckenbodenintegration und Ausrichtung des ganzen Körpers.

Übung to go

Augenkontakt

Ein tolles Experiment, um dir selbst oder deinem Gegenüber mit tieferer Intimität zu begegnen, ist das Eye Gazing.

Setze dich bequem vor die auserwählte Person, und schau ihr ganz ruhig in die Augen. Folge dabei deiner Intuition, schau mal in beide, mal in das eine, mal in das andere. Atme entspannt, und bleibe bei dir, fühle in dein Herz hinein.

Die Erfahrungen, die ich damit gemacht habe, sind wunderbar bis verrückt.

Es ist wahrscheinlich, dass du Aspekte des anderen siehst, die du so noch nie wahrgenommen hast, dass du eine tiefe Verbindung oder Liebe spürst. Es kann aber auch passieren, dass du fremde Wesenszüge oder Gesichter in der Person siehst. Was das genau ist, konnten Wissenschaftler noch nicht erklären, und ich lasse es dir zur Interpretation offen.

Übung at home

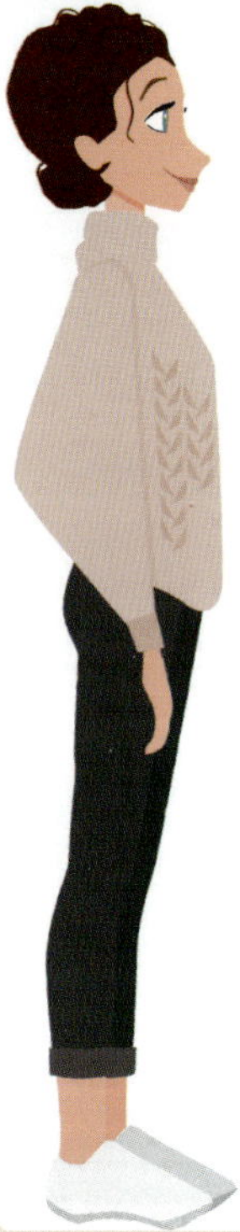

Sitzbeinhöcker zusammen (5)

Wo auch immer du heute bist, probiere über den Tag verteilt folgende Übung:

Lasse deine Wirbelsäule in Richtung Himmel fließen. Ziehe die Sitzbeinhöcker zusammen, wenn du einatmest, und lasse los, wenn du ausatmest.

Kannst du fühlen, wie sich dein Körper mit der Kraft deines Beckenbodens aufspannt?

Übung to go

Wir denken oft, dass wir fehlerhaft sind
und unsere Fehler und Macken verstecken müssen.
Doch das Gegenteil ist der Fall: Denn in unseren
größten Schwächen liegen unsere größten Stärken.

#pussyyoga

Zunge und Beckenboden

Durch unsere Entwicklungsgeschichte gibt es eine direkte Verbindung von Beckenboden und Zunge.

Wo ist deine Zunge gerade?

Bringe deine Zungenoberseite gegen deinen Gaumen, hinter deine Zähne. Ist das möglich? Liegt sie ganz auf?

Kannst du sie an den Kiefer ansaugen?

Wenn nein, probiere diese Übung über den ganzen Tag. Beobachte dabei, wie dein Kiefer sich entspannen kann, wenn deine Zunge am Gaumen aufliegt.

Übung to go

Sitzen ist nicht sexy (2)

Durch das viele Sitzen verarmt unsere Pomuskulatur. Das sieht nicht nur unschön aus, es verhindert auch eine natürliche Beckenaufrichtung sowie Beckenbodenaufspannung und stört all unsere Bewegungsabläufe.

Im Sitzen muss unsere untere Rückenmuskulatur den Oberkörper ganz ohne die Unterstützung der kräftigen Pomuskulatur aufrecht halten und wird so überlastet und verkürzt. Die Bauchmuskeln arbeiten nicht effektiv im Muskelverbund und erschlaffen. Die Hüfte wird unbeweglich. Die Hüftbeuger verkürzen sich und zwingen den unteren Rücken im Stehen in ein Hohlkreuz. Der obere Teil des Rückens sackt nach vorn, die Brust sinkt ein. Und das sind nur die Folgen für unseren Bewegungsapparat. Zu viel sitzen wird darüber hinaus mit Diabetes Typ 2, Herzkrankheiten oder Problemen beim Fettstoffwechsel in Verbindung gebracht.

Stehe heute alle 25 Minuten auf, und bewege dich für 5 Minuten, gehe um den Block, tanze einen Song!

Fakten to know

Rüttel-Shimmy

- Nimm dir 5 bis 10 Minuten Zeit, stelle dir dafür am besten einen Timer, damit du in der Zeit wirklich loslassen kannst.
- Beuge stehend beide Knie, und strecke sie wieder, dabei bleiben sie immer locker und werden nie durchgedrückt.
- Mache diese Bewegung immer schneller wie einen Shimmy, und genieße diese Vibration, die alles in deinem Körper nach oben wirft, von wo aus es nach unten fällt und sich von Mal zu Mal besser organisiert.

Diese Übung bringt dein Becken und deinen ganzen Körper in eine natürliche lockere Balance. Sie löst Spannungen und Fehlhaltungen.

Übung at work

Beckenboden und Schwangerschaft

Von den Auswirkungen des Sitzens sind schwangere Frauen besonders betroffen, denn ihre verkümmerten Beckenbodenmuskeln werden in der Schwangerschaft und bei der Geburt bis auf das vierfache Maß gedehnt. Für eine natürliche, gesunde Geburt müssen das Becken beweglich und der Beckenboden stark und elastisch sein. Das Steißbein muss nutieren (nicken) können, um den Kopf des Babys erst in das kleine Becken zu lassen und dann durch die Gegennutation auf der anderen Seite herauszuschieben. Zudem sollte es sich insgesamt nach hinten bewegen können, was bei Frauen in der westlichen Welt kaum noch der Fall ist. Das führt zu Dammschnitten, Kaiserschnitten und all den Beckenbodenproblemen nach der Geburt.

Pussy Yoga bereitet dich auf eine angenehme Schwangerschaft, Geburt und Rückbildung vor.

Fakten to know

Beckenboden im »Plié« (2)

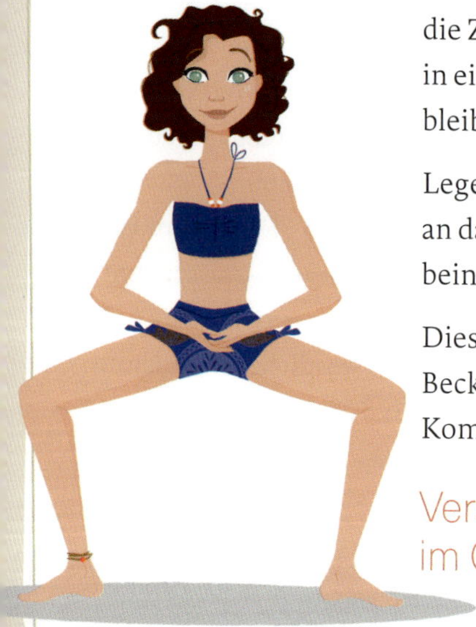

Stelle deine Füße etwas weiter als schulterbreit auseinander, die Zehen zeigen locker zu den Seiten, und lasse dein Becken in eine leichte Hocke sinken, bei der die Fersen auf der Erde bleiben. Bewege dein Becken so ein paarmal hoch und runter.

Lege nun eine Hand vorn auf dein Schambein und eine an das Kreuzbein. Kannst du ein leichtes Nicken des Kreuzbeins spüren?

Diese Bewegung in den Iliosakralgelenken öffnet deine Beckenöffnung, wenn du nach unten gehst. Das Nach-oben-Kommen hat den gegenteiligen Effekt.

Versuche, diese Mikrobewegung im Geiste zu vergrößern.

Übung at home

Es gehören zwei dazu

Wenn du das Gefühl hast, dass dir und/oder deinem Partner die richtigen Techniken oder die richtige Einstellung für den Sex deiner Träume fehlen, sprich mit ihm darüber. Ist er nicht interessiert, fange selbst an, etwas zu lernen und zu ändern, gib deinem Partner das, was du dir selbst wünschst.

Wenn er dann nicht bereit ist, empfehle ich euch eine Paartherapie. Ist er dazu nicht bereit, ist er möglicherweise nicht der Richtige für dich.

Fakten to know

Deinen Turn-on kultivieren (2)

Um Lust auf Sex zu haben, müssen die Turn-ons die Turn-offs übertrumpfen. Je besser du dich selbst kennst, desto besser kannst du deine Lust entfachen.

Wann warst du das letzte Mal so richtig heiß auf Sex? Beschreibe die Situation ganz genau.

Was findest du generell erotisch?

Was turnt dich immer ab?

Schreib alles auf, ohne dich selbst zu zensieren. Alles ist erlaubt, es geht hier darum, dass du dir selbst auf den Grund kommst.

Übung at home

Du brauchst dich für deine sexuellen Gedanken nicht zu schämen. Es ist nicht so, dass du deinen Partner betrügst, wenn du jemand anderen sexy findest. Du musst nicht auf deine Erregung hin handeln, du kannst sie für dich genießen und dich an ihr erfreuen. Je mehr du diese Kunst kultivierst, desto mehr Spaß hast du auch mit deinem Partner.

#pussyyoga

Sitzbeinhöcker schaukeln

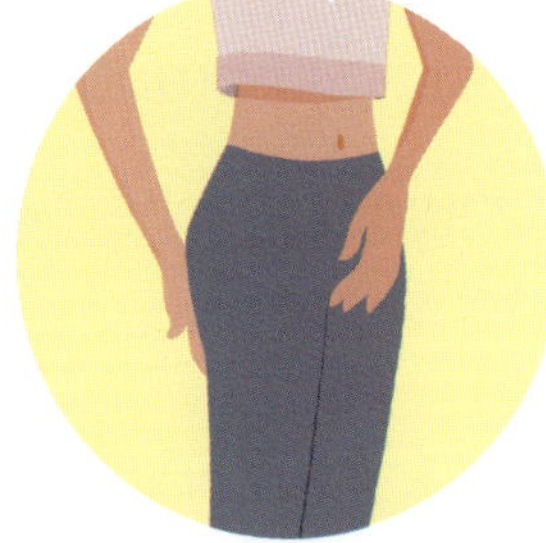

Wo auch immer du heute zum Stehen kommst:
Lasse deine Sitzbeinhöcker locker vor- und zurückschwingen, ohne das Becken zu bewegen. So entsteht eine sanfte Rotation deiner Hüftknochen im Iliosakralgelenk.

Fühlst du, dass du die beiden Seiten deines Beckenbodens unabhängig voneinander aktivieren kannst?

Übung to go

Spieglein, Spieglein

Den Körper im Spiegel von außen zu betrachten ist eine der Gewohnheiten, die uns immer wieder aus unserem Körper bringt.

Das ist mir zuerst als Tänzerin aufgefallen. Während ich trainiert habe, merkte ich, dass ich nicht in meinem Körper war, sondern beim Tanzen einen Körper im Spiegel betrachtete und fernsteuerte. Ich trat vor den Spiegel und sah meinen Körper an, dieses Wesen, das mir da entgegenkam, und versuchte gleichzeitig, in meinem Körper präsent zu sein – ein faszinierendes Spiel mit dem Bewusstsein.

Probiere es mal aus. Bist du die Betrachterin oder die Betrachtete?

Fakten to know

Pussy Puls

Wo auch immer du heute gehst und stehst, stelle dir vor, deine Pussy könnte atmen. Öffne sie beim Einatmen und ziehe sie beim Ausatmen zusammen. Pulsiere so im Atemrhythmus, und spüre, was passiert.

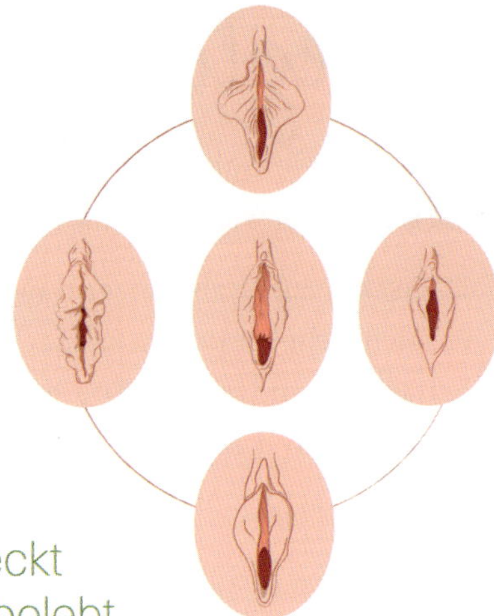

Das macht nicht nur Spaß, sondern weckt die Nervenenden in deiner Pussy und belebt deinen ganzen Körper.

Übung to go

Beckenmassage

Öffnen aller Beckengelenke (5)

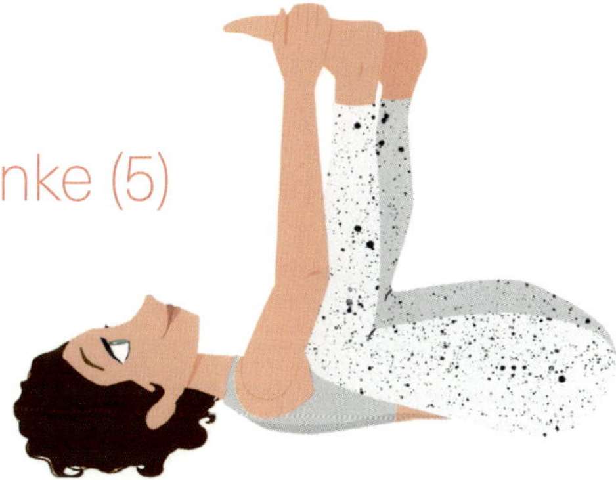

Greife im Liegen deine Füße von der Seite oder von oben über die Zehen. Strecke sie weit vom Körper weg und ziehe sie wieder heran. Spiele mit den Möglichkeiten. Wie kannst du deine Beine bewegen, was fühlt sich gut an? Wo wärst du gern geschmeidiger?

Tipp Diese Übung ist toll als Dehnung und Mobilisierung im Bett beim Aufwachen oder auch vor dem Schlafengehen.

Übung at home

Lasse dir Zeit.

Je mehr du mit Pussy Yoga übst, deinen Körper zu spüren,

desto feiner wird dein Körperempfinden,

desto mehr wird dein Becken durchblutet,

desto leitfähiger werden deine sexy Nervenbahnen,

und desto freier von alten Hemmungen

wird dein Geist.

#pussyyoga